介固定技术图谱

—— "逆向卫勤" 救治理论与技术 ——

主　编　梁向党　郭占社

副主编　陈　文　刘　申　孙　赓　王　森

编　者（按姓氏笔画排序）

马玉仓　王军松　王　森　王歆溟　孔　丹　石　斌

白云生　刘　申　刘炳祥　刘桂奇　孙　赓　李民旭

李　伟　李志江　步建立　吴小勇　吴韬光　宋垚垚

张立海　张　伟　张　卓　张　昊　陈　文　陈　华

陈　钢　罗　杨　房卓群　胡传忠　侯逸公　聂少波

郭占芳　郭占社　郭　徽　康小琦　梁永辉　梁向党

彭　烨　雷二庆　路金永

科学出版社

北　京

内 容 简 介

　　介固定技术由梁向党教授团队自主研发，是一种全新的骨折固定技术，兼具传统内、外固定的优势，在临床治疗中具备独特的优势。本书以图为主、文字为辅，详细展示了介固定技术发展至今的方方面面。全书分为两个部分：第一部分为介固定技术的理论与基础部分，详细介绍了介固定技术的相关概念、基础理论、设计理论及实现过程、动物实验验证等，展示了介固定技术诞生的整个过程；第二部分为介固定技术临床应用部分，系统介绍了介固定技术应用于全身各部位损伤的典型案例。

　　本书结合部位与损伤种类的分类法进行章节划分，以便读者查阅，供骨科医生及具备一定医学基础或相关知识的医务工作者、医学生及研究人员等阅读、参考；同时，由于介固定技术对战创伤救治具有明显的优势，亦可作为相关卫勤救治人员的参考用书。

图书在版编目（CIP）数据

　介固定技术图谱："逆向卫勤"救治理论与技术 / 梁向党，郭占社主编 .
—北京：科学出版社，2022.3
　ISBN 978-7-03-071937-9

　Ⅰ.①介⋯　Ⅱ.①梁⋯②郭⋯　Ⅲ.①骨折固定术–图谱　Ⅳ.① R687.3-64

　中国版本图书馆 CIP 数据核字（2022）第 045230 号

责任编辑：李国红　钟　慧　郭雨熙 / 责任校对：张亚丹
责任印制：徐晓晨 / 封面设计：陈　敬

科 学 出 版 社　出版
北京东黄城根北街 16 号
邮政编码：100717
http://www.sciencep.com

北京捷迅佳彩印刷有限公司 印刷
科学出版社发行　各地新华书店经销
*
2022 年 3 月第 一 版　　开本：787×1092　1/16
2022 年 3 月第一次印刷　　印张：11 3/4
字数：270 000

定价：128.00 元
（如有印装质量问题，我社负责调换）

骨折固定技术既古老又年轻。中医的小夹板就是沿用了数千年的骨折固定技术。西医的骨折固定技术包括手术固定技术和非手术固定技术。目前的手术固定技术主要有内固定（internal fixation）和外固定（external fixation）两种。

所谓内固定术，是指先切开骨折部位软组织，暴露骨折段并将骨折复位，再用金属内固定装置将骨折段固定的骨折固定技术。用于固定的接骨板、螺丝钉、髓内钉、加压钢板等装置一般需要取出，通常是在骨折愈合后进行二次手术，切开软组织将内固定装置取出。

所谓外固定术，是指骨折固定装置位于体外，通过类似脚手架式的框架结构将骨折固定的技术。骨折愈合后，拆除外固定架即可，一般不需要二次手术。

内固定和外固定技术各有其适应证，各有鲜明的优点与明显的不足，鱼与熊掌不可兼得。经过十余年的不懈探索，我们团队研发了一项不同于内固定和外固定的骨折固定新技术，鱼与熊掌终可兼得。

新技术诞生之后，还应起个好名字。我的大学同学、军事科学院军事医学研究院的雷二庆研究员将之命名为"骨折介固定技术"，我认为非常恰当。之所以这样命名，主要考虑这是一项新的骨折手术固定技术，与传统的内固定和外固定技术相比有鲜明的特点。一是新型固定技术介于内外固定之间。首先表现在新技术固定装置的固定位置是介于内外固定的中间位置，装置整体既位于体外，又紧贴着皮肤，所以介固定的"介"字很好地界定了固定装置的位置；其次是新型固定技术其特性介于内外固定之间，它既同时具有内外固定的长处又同时克服内外固定的不足。二是新型固定技术介于中西医之间。新型固定技术汲取了中西医结合的骨折固定的精髓，将中医和西医的固定骨折的治疗理念进行了很好的结合，既体现了中医的整体观微创观，又贯彻了西医精准医疗的理念，因此新型介固定技术是一种中西医结合的骨折固定技术。

基于上述分析，"骨折介固定技术"确实与骨折内固定技术和外固定技术不同，是骨科学领域的一项新技术，而且是应当与骨折内固定技术和外固定技术并列的新技术，是介于内外固定之间的第三种骨折固定技术。在近年来骨科领域的学术交流活动中，我多次向国内外的骨科专业医生介绍了"骨折介固定技术"的概念。大家听后均表示，这个概念很容易理解、很形象，完全可以接受。

在中文命名基本确定之后，需要进一步解决的问题是英文的命名。"固定"与"fixation"的对应关系不存在问题，关键是与"介"对应的英文单词、前缀或词根。候选项有 4 个：inter，medi，meso 和 mid。

inter 是"二者之间""互相"的意思，如 international（国际的）、internet（互联网）等。相关的医学术语有 interbrain（间脑）、interface（界面、接口）、intermuscular（肌间的）等。如果将"介固定"译为"inter fixation"，可能会出现的问题，一是"inter"与内固定的"internal"过于相似，易被误解，二是易被理解为"相互固定"，都没有准确表述"介固定"的内涵。因此，inter 不合适。

medi(o) 也有"中央""中介"的意思，如 medi-organization（中介组织）、medi-factor（中介因素）、medi-serving（中介服务）等。相关的医学术语有 medisect（正中切开）、medionecrosis of aorta（主动脉中层坏死）、medistream urine（中段尿）等。如果将"介固定"译为"medi fixation"，则易被外国医生理解为"中介固定"或"中间固定"技术，与中文术语"介固定"所要表达的内涵并不吻合。因此，medi 也不合适。

meso 有"中""介"的含义，但多指尺度，如 mesozoic（中生代的）、meso-grained（中粒的）等。相关的医学术语有 mesoderm（中胚层）、mesoturbinal（中鼻甲的）等。如果将"介固定"译为"mesofixation"，则被理解为"中型固定"，或已有的三个固定装置中处于中间位置的一个。因此，meso 还不合适。

mid 是"中"的意思，如 midnight（午夜）、midnoon（正午）、mid stream（中流）、midair（半空）、mid 1990s（20 世纪 90 年代中期）等。相关的医学术语有 midbrain（中脑）、mid trimester of pregnancy（妊娠中期）等。如果将"介固定"译为"mid fixation"，则易被理解为"中间固定"技术，让外国医生不知所云。因为 midnight 是指 night 的正中间，midnoon 是指 noon 的正中间，mid stream 是指 stream 的正中间，midair 是 air 的一半，mid 1990s 是指 1990s 的中间，而 mid fixation 指的并不是 fixation 技术或固定装置的中间。因此，mid 仍不合适。

在上述 4 个候选对象之外，还有一个词可以讨论一下，即 bridge。bridge 是"桥"的意思，相关医学术语有 bridge of the nose（鼻梁）、bridge splint（桥式固定夹板）等。bridging 是动名词，是"架桥""桥接"的意思，相关医学术语有 bridging host（过渡宿主）、bridging necrosis（桥接坏死）等。bridged 是过去分词形式，有"桥式"的意思，相关医学术语有 bridged linkage（桥式联接）、bridged structure（桥连结构）等。这样看来，"bridged fixation"似乎比 4 个候选对象要恰当一些，但"bridged fixation"的问题在于，将之译为对应的汉语应是"桥式固定"，并非"介固定技术"。

山穷水尽疑无路，柳暗花明又一村。既然没有非常合适的英文名字可起，对于我们自己发明的一项新技术，我们自己有权为之命名。经与雷二庆研究员多次讨论，我们认为将"骨折介固定技术"的英文名字暂定为"J fixation"、"J-fixation"或"Jie fixation"，主要考虑是"介"的读音与英文字母"J"的发音相近，其汉语拼音是"jie"。如果读者有更好的建议，我们非常愿意深入讨论这一问题。

《介固定技术图谱》这本书以图片结合少量文字的形式详细展示了介固定技术发展至今的方方面面。全书分为两个部分：第一部分为介固定技术的理论与基础部分，此部分介绍了介固定技术的相关概念、设计思路与发展历史等，对介固定技术的基础理论、设计理论及实现过程、动物实验验证等进行了详细介绍，展示了介固定技术诞生的整个过程；第二部分为介固定技术临床应用部分，此部分对介固定技术应用于全身各部位损伤进行了详细介绍，我们结合了部位与损伤种类的分类法进行章节划分，以方便读者查阅。

非常感谢全军军事理论科研重大项目（课题资助号：19LBJ1005A）对本书的支持。作为一门全新的技术，其内容也可作为相关领域研究人员的参考。

在本书编写过程中，我们努力做到准确翔实，但是介固定技术作为一项全新技术，目前研究仍在持续进行中，还存在大量的盲区，相关资料还不够全面、细致、翔实，加之编者水平有限，难免存在纰漏与不足，恳请各位专家、同道批评指正。

梁向党

2021 年 10 月

目 录

第一部分 介固定技术理论与基础

第二部分　介固定技术临床应用

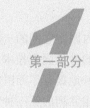

第一部分

介固定技术理论与基础

第一章 绪 论

1.1 介固定技术概述

1.1.1 介固定技术相关概念

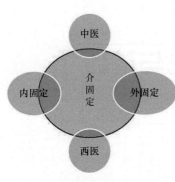

图 1.1.1 介固定技术示意图

介固定技术是介于外固定与内固定之间的一种骨折固定技术，又是一种介于中西医之间的骨折固定技术。它同时具有中医整体观微创观的理念又很好地践行了西医精准治疗的理念，是一种可与内外固定技术相并列的第三种骨折固定技术（图 1.1.1）。

介固定技术是笔者课题组在总结传统固定方式优势与不足的基础上，逐步发展出的全新的骨折固定技术，在该技术指导下，课题组设计研发了新型全自动野战外固定系统，亦称介固定系统（图 1.1.2），并开发了与之配套的器械（图 1.1.3）。

品名：WD01-连接件-掌骨
材质：钛合金、不锈钢、铝合金
规格：2～10孔（间隔1孔）

品名：WD04-连接件-异形板
材质：钛合金、不锈钢、铝合金
规格：5孔、6孔、7孔、8孔、9孔、10孔

品名：WD06-连接件-桡骨
材质：钛合金、不锈钢、铝合金
规格：2～9孔（间隔1孔）

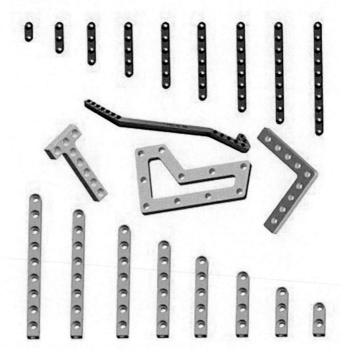

图 1.1.2 介固定系统

品名：WD06-连接件-肱骨
材质：钛合金、不锈钢、铝合金
规格：2～10孔（间隔1孔）

品名：WD08-连接件-胫骨
材质：钛合金、不锈钢、铝合金
规格：3～15孔（间隔2孔）

品名：WD08-连接件-股骨
材质：钛合金、不锈钢、铝合金
规格：2～16孔（间隔2孔）

图 1.1.2 （续）

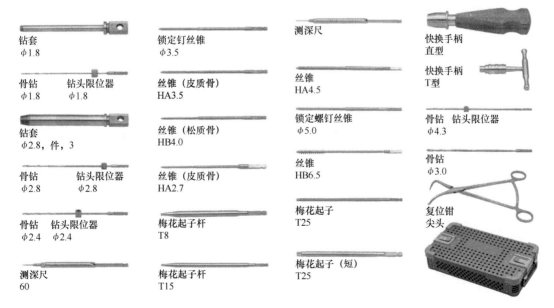

钻套 φ1.8	锁定钉丝锥 φ3.5	测深尺	快换手柄 直型
骨钻　钻头限位器 φ1.8　　φ1.8	丝锥（皮质骨） HA3.5	丝锥 HA4.5	快换手柄 T型
钻套 φ2.8，件，3	丝锥（松质骨） HB4.0	锁定螺钉丝锥 φ5.0	骨钻　钻头限位器 φ4.3
骨钻　钻头限位器 φ2.8　　φ2.8	丝锥（皮质骨） HA2.7	丝锥 HB6.5	骨钻 φ3.0
骨钻　钻头限位器 φ2.4　　φ2.4	梅花起子杆 T8	梅花起子 T25	复位钳 尖头
测深尺 60	梅花起子杆 T15	梅花起子（短） T25	

图 1.1.3 介固定系统配套器械

1.1.2　介固定技术特点

经过笔者课题组十余年的工作，初步完成了介固定技术从基础研究、动物实验到临床应用的系列研究，充分验证了其可靠性和有效性。目前，介固定技术已应用于十余种骨折与脱位损伤的治疗中，并取得了理想的效果。概括起来，介固定技术具有以下特点：

（1）强度大，可支持固定后即刻站立与行走。

（2）动静结合，精准动态调控骨折愈合。

（3）自动化程度高，支持全电钻操作，便于批量伤员处置。

（4）体积小、重量轻，置架后可穿着衣物，便于单兵动作。

（5）架体材质与颜色可进行定制，满足个性化需求。

（6）无需二次手术，最大程度节约医疗资源，减少病人痛苦。

（7）与负压封闭引流技术（vacuum sealing drainage，VSD）兼容性好，大幅提高开放性骨折治疗的时效性（图 1.1.4）。

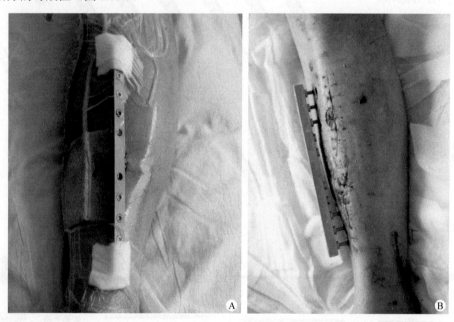

图 1.1.4　介固定技术治疗胫骨开放性骨折　A. 介固定系统与 VSD 兼容性好；B. 拆除 VSD 后创面干燥，愈合良好

此外，在众多部位损伤治疗中，介固定技术较传统治疗方式还展现出其他一些独特的优势，在后续章节，我们将为大家作详细介绍。

1.2　"逆向卫勤"救治理论与技术

1.2.1　"逆向卫勤"救治理论

医学的发展与战争息息相关，许多医学技术均是应战伤救治的需求而诞生，并在战伤救治的实践中得到大规模推广和发展。卫勤救治理论是指导战伤救治的基础理论，它是在战伤救治实践的基础上总结而来，又在不断发展中对战伤救治提出了新的要求。

　　我军的卫勤救治理论是在长期艰苦实战化过程中积累经验发展而来，具有明显的我军特色，为我军从胜利走向胜利提供了有力的卫勤理论支撑。但是，随着战争模式的改变以及武器装备的发展，传统卫勤救治理论已经不能完全适应现代战争的实际需要，需要进一步地改进和优化。传统卫勤救治理论包括分级救治、治送结合等原则，在该理论背景指导下，一名伤员产生后，往往需要经历火线抢救、紧急救治、后送、早期救治等数个流程，在这些流程中，需要军医、卫生员、担架员、战斗员等众多人员的紧密配合。当批量伤员产生后，短时间内医疗机构的救治压力陡增，需要抽调更多的人员来参与整个救治过程，在这种情况下，卫勤保障力量相对不足的矛盾十分突出，严重影响了战伤救治的效果，进而可能对战争的胜负产生不利影响。在现代战争中，随着战争模式的改变以及武器杀伤力的增加，批量伤员的产生较以往更多且伤情更重，上述矛盾将更为突出。

　　针对上述问题，为满足新形势下的卫勤救治需求，我们提出了"逆向卫勤"救治理论，该理论以"一切为打赢"这一我军现代卫勤保障指导思想为基础，整合了当代创伤救治的新理论新技术，对传统的卫勤救治理论及救治程序进行了改革和创新。

　　"逆向卫勤"救治理论的核心是改变传统卫勤的"救治＋后送"的被动模式，优化调整为"救治＋进行战斗＋自行后撤"的主动卫勤模式。"逆向卫勤"救治理论可最大程度减轻批量伤员发生时的卫勤保障压力，进一步提高卫勤救治时效性，聚焦维持一线作战部队战斗力，以适应大规模现代战争卫勤保障的实际需要，为打赢未来战争提供创新性卫勤理论支持。

1.2.2　"逆向卫勤"救治理论应用案例——介固定技术在战伤救治中的应用

　　创新理论需要创新技术的支撑。介固定技术作为一种全新的骨折固定技术，十分符合"逆向卫勤"救治理论的救治理念，是支撑"逆向卫勤"救治理论的重要技术之一。

　　以下，我们将逐一介绍介固定技术在战伤救治中的应用效果（图 1.2.1）。

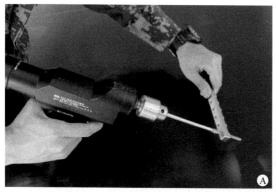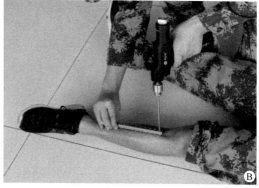

图 1.2.1　介固定技术在战伤救治中的应用示意图　A. 介固定系统支持全电钻操作；B. 单兵置入介固定系统演示

　　下肢的开放性骨折是战伤主要伤型之一，战场条件下，对伤员的救治比较困难，卫勤救治压力大，是卫勤救治的重点及难点（图 1.2.2）。

　　战场环境条件恶劣，战伤又多为开放伤，因此外固定架是主要的战伤救治手段，其中尤以随意外架最为常用。其优点为：对骨折复位要求不高，可以随意打钉，操作相对简便，速度较快。不足为：关节较多，操作相对复杂，强度不高，容易松动，不能支撑站立及行走（图 1.2.3）。

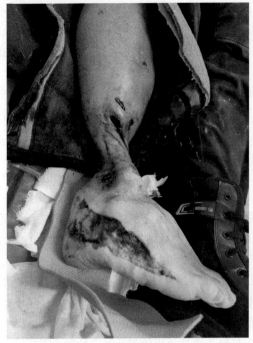

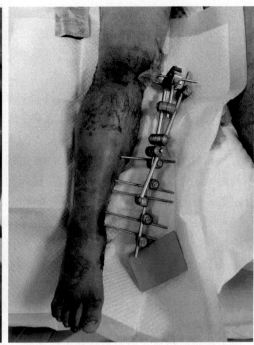

图 1.2.2　下肢战伤示意图　　　　图 1.2.3　外固定架治疗下肢战伤示意图

　　伤员经传统外固定架处置，面临两个问题：首先，伤员必须退出战斗，导致战斗减员；其次，处置后的伤员需要后送，该过程占用大量的卫勤保障力量，是批量伤员救治过程中的难点与重点（图 1.2.4）。

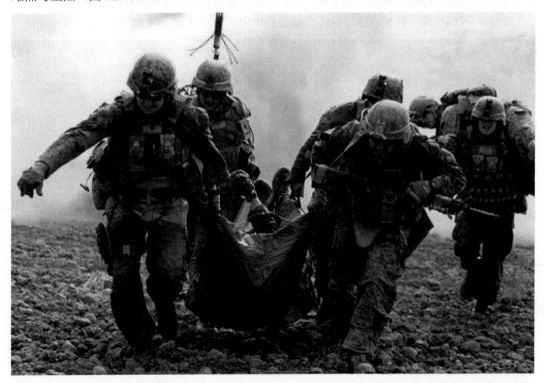

图 1.2.4　外军战伤伤员转移后送

我们基于介固定技术研制的介固定系统，又称作全自动野战外固定架（图1.2.5），它应用于战伤救治领域具有以下特性：

（1）全自动特性，支持全电钻操作，操作简便快速，适合于战场等恶劣环境下批量伤员的处置。

（2）强度大不易松动，处置后伤员能够即刻站立行走，部分伤员可以继续投入战斗，对维持一线作战部队战斗力具有重要意义；部分伤员可

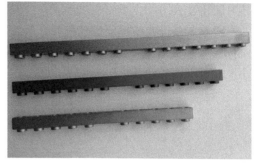

图 1.2.5　介固定外架

以自行后撤，大幅度缓解伤员后送的压力，提高整体卫勤救治水平。

（3）体积小重量轻，伤员可以穿着作训服，方便伤员完成简单的战术动作，对于作战能力的恢复具有积极意义。

（4）操作简便，学习曲线短，便于基层部队推广。

（5）价格低廉，便于部队批量装备。

介固定系统全自动螺钉具有自穿刺、自攻、自钻、自把持的特性，螺纹细密（图1.2.6）。

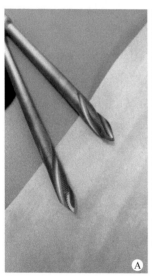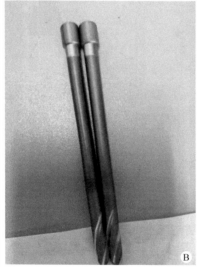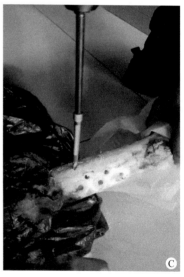

图 1.2.6　介固定系统全自动螺钉　A.螺钉具有自穿刺、自攻、自钻设计，螺纹细密；B.螺钉钉尾为矩形螺纹设计，具有自把持作用；C.螺钉支持全电钻操作

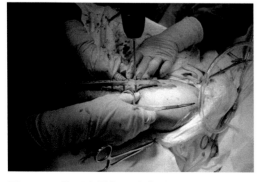

图 1.2.7　使用电钻打入全自动螺钉

介固定系统支持全电钻操作，操作简便快速，置入速度较传统外架提高一倍以上（图1.2.7）。

介固定系统操作简便快速，特别适合于战场等恶劣环境下批量伤员的处置，可大幅提高卫勤救治的时效性（图1.2.8）。

介固定系统经过严格的强度测试，80kg荷载下，4万次疲劳实验证明该结构达到设计要求，无变形失效和断裂，可以确保战时单兵自

持时间超过 96 小时（美军要求）（图 1.2.9）。

介固定系统能够保证患肢在骨折未愈合的情况下负重行走，在战时能够支撑伤员第一时间下地站立行走，为维持部队战斗力及缓解卫勤保障压力提供了技术基础（图 1.2.10，图 1.2.11）。

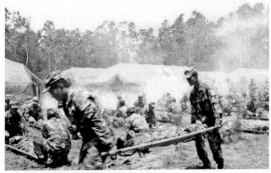

图 1.2.8 批量伤员救治

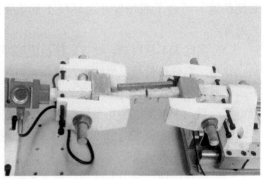

图 1.2.9 介固定系统强度测试

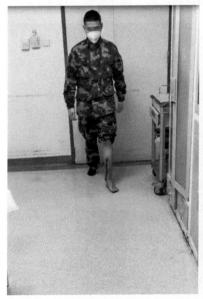
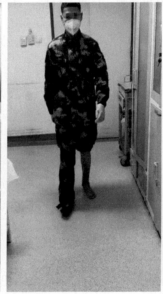
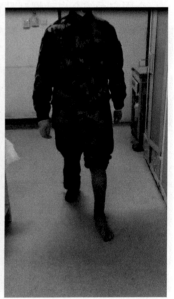

图 1.2.10 置入介固定系统的伤员在患肢骨折未愈合的情况下负重行走

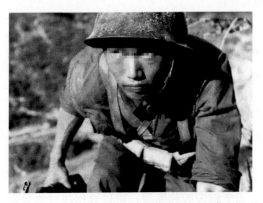

图 1.2.11 介固定系统处置后伤员再次投入作战示意图

部分单纯下肢骨折的伤员，在经过介固定系统快速处置后，能够第一时间再次投入作战任务，避免短时间内大量战斗减员的发生，对维持部队战斗力具有积极的意义。

对于部分伴有其他伤型的伤员，在经过介固定系统快速处置后，即使不能再次参加作战任务，也可以不依靠其他卫勤力量自行后送转运，大大减轻战时后送压力（图 1.2.12）。

介固定系统体积小重量轻，伤员可以穿着作训服，方便伤员完成简单的战术动作，对于作战能力的恢复具有积极意义（图 1.2.13）。

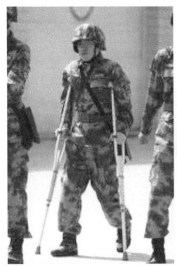
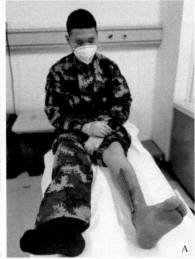
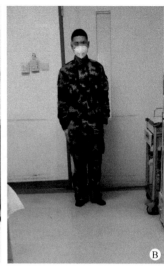

图 1.2.12 介固定系统处置后伤员自行后送转移

图 1.2.13 置入介固定系统的伤员穿着作训服 A. 伤员左胫骨置入介固定系统；B. 展示穿着作训服后效果

使用介固定系统处理战伤，可把传统外固定架的两次手术，优化为一次手术，同时又无需二次手术取出内固定，从而大大缩短了整个治疗周期，对于提高卫勤资源的利用效率具有重要意义（图 1.2.14）。

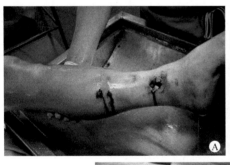
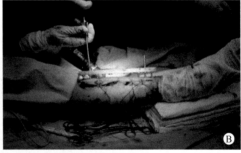
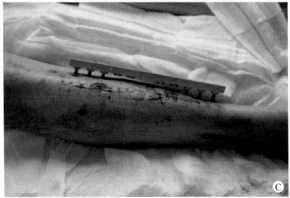

图 1.2.14 使用介固定系统一次手术完成胫骨开放性骨折确定性治疗 A. 胫骨开放性骨折；B. 清创后置入介固定系统；C. 置入介固定系统后

　　因为下肢骨折对伤员整体功能影响极大，所以我们率先完成了大腿、小腿、跟骨、距骨骨折特别是开放伤的介固定系统的救治工作，取得了良好的临床效果（图 1.2.15），我们将在后续章节中详细介绍。

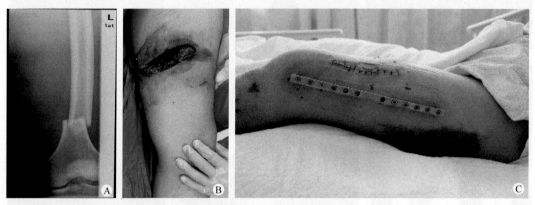

图 1.2.15　使用介固定系统治疗股骨开放性骨折　A. 股骨骨折 X 线片；B. 股骨开放性骨折伤口；C. 置入介固定系统后

　　随后，我们陆续开展了上肢介固定系统的救治工作，包括：锁骨、肩锁关节、肱骨近端、肱骨远端、孟氏骨折、盖氏骨折、桡骨远端骨折、掌骨骨折等，也取得了良好的临床效果（图 1.2.16），我们也将在后续章节中详细介绍。

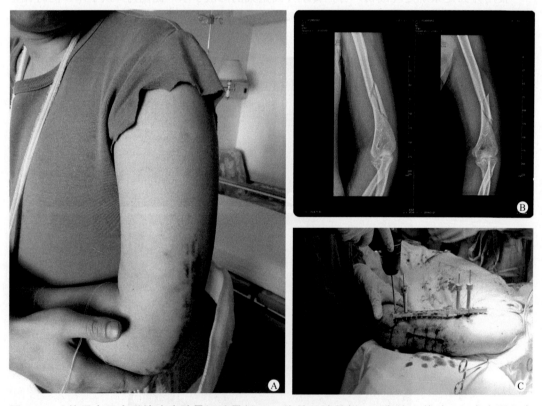

图 1.2.16　使用介固定系统治疗肱骨远端骨折　A. 肱骨远端骨折；B. 术前 X 线片；C. 术中置入介固定系统

1.2.3 小结

在以上介绍中，介固定技术所展现出的众多优势，使其十分符合"逆向卫勤"救治理论"救治＋进行战斗＋自行后撤"的核心内容，可减轻批量伤员发生时的卫勤保障压力，对提高卫勤救治时效性和维持一线作战部队战斗力具有十分重要的意义。

介固定技术的发展启发我们提出了"逆向卫勤"救治理论，"逆向卫勤"救治理论的提出丰富和完善了我军卫勤理论体系，继而又指导了我们对其他卫勤救治装备的开发和应用。创新理论与创新技术相辅相成、相得益彰，笔者相信，新理论和新技术在未来还会有新的发展和突破，为我军卫勤工作的进步提供积极有力的支持。

1.3 介固定技术设计思路与发展历史

1.3.1 传统骨折治疗方式的优缺点

传统骨折手术治疗主要有两种方式：外固定和内固定（图 1.3.1，图 1.3.2）。其中，外固定应用历史超过一百年，内固定的应用也有六十余年的历史。目前，两种技术均十分成熟，被广泛地应用到各种骨折与损伤的治疗过程中，取得了良好的临床效果。但是，这两种传统治疗方法也存在一些明显的不足。

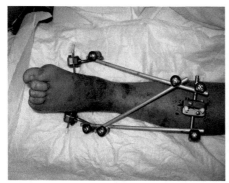 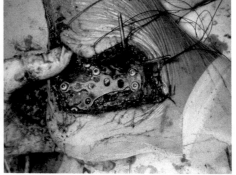

图 1.3.1 传统外固定技术　　　　图 1.3.2 传统内固定技术

传统外固定的优点：体外固定，微创，安全。

传统外固定的不足：易松动失效，操作较复杂，外形笨重，观感欠佳（图 1.3.3，图 1.3.4）。

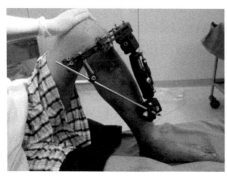 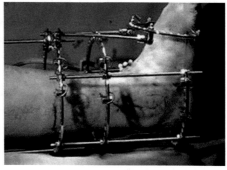

图 1.3.3 传统外固定关节多，操作复杂，容易松动　　　　图 1.3.4 传统外固定外形笨重，观感欠佳

传统内固定的优点：牢固可靠，精准。

传统内固定的不足：创伤大，二次取出，并发症较多（图1.3.5，图1.3.6）。

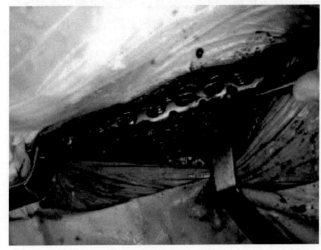 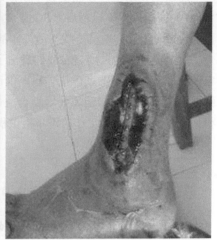

图1.3.5 传统内固定创伤较大　　　　　　　图1.3.6 传统内固定并发症较多

1.3.2 "内外固定趋同"——介固定技术设计思路

传统内固定发展趋势：为减少内固定对血运的影响，减少并发症，内固定逐渐远离骨骼，有明显向外转移的趋势。其表现为钢板由早期加压钢板，逐渐发展到早期的点接触钢板，到目前流行的内固定支架——锁定钢板，内固定外移的趋势十分明显（图1.3.7～图1.3.9）。

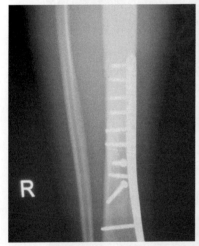 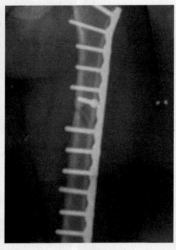 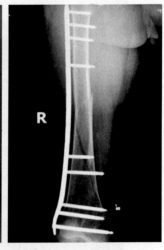

图1.3.7 加压钢板紧贴骨骼　　　图1.3.8 点接触钢板部分远离　　图1.3.9 内固定支架——锁
　　　　　　　　　　　　　　　　　　 骨骼　　　　　　　　　　　　定钢板进一步远离骨骼

传统外固定发展趋势：为增加把持力，外固定逐步简化，并逐渐靠近骨骼，达到设计小巧、简化、美观的目的。其表现为外固定由早期的全环型外固定架，中期的半环型外固定架，到目前常用的单臂外固定架，外固定架的发展有明显的向内移动的趋势（图1.3.10～图1.3.13）。

"内外固定趋同"：内固定向外，外固定向内，内外固定趋同趋势明显。临床的实际需要产生了内固定钢板的外置用法（图1.3.14）。

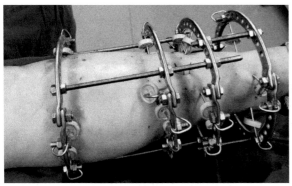

图 1.3.10　全环型外固定架

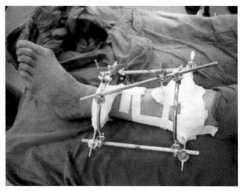

图 1.3.11　半环型外固定架

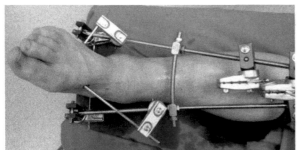

图 1.3.12　双臂外固定架

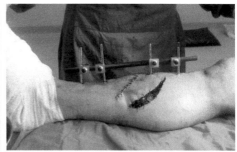

图 1.3.13　单臂外固定架

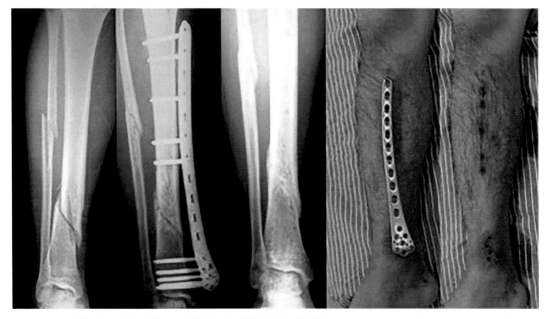

图 1.3.14　"内外固定趋同"——锁定钢板外置治疗胫骨骨折

　　钢板外置存在的关键问题：法律问题、结构问题。首先，钢板外置为非常规使用，不符合相关规定，涉嫌违法；其次，钢板外置不符合设计初衷，存在较多结构问题（图 1.3.15）。

　　锁定钢板外置的结构缺陷：锁定钢板螺钉尾部为梯形结构，少量反转螺钉即导致固定松弛，固定强度有限，长时间固定容易松动失效（图 1.3.16 ～图 1.3.18）。

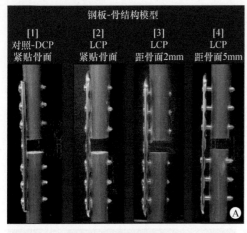

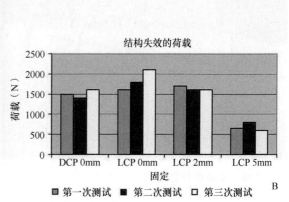

图 1.3.15 钢板外置强度明显下降，易失效 A. 钢板 - 骨结构模型；B. 荷载控制下的静态轴向压缩试验

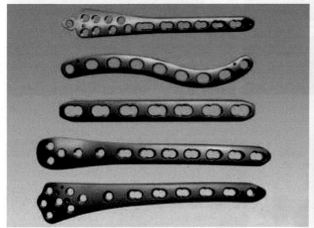

图 1.3.16 目前临床常见锁定钢板

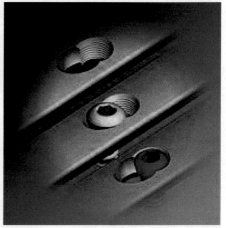

图 1.3.17 锁定螺纹结构呈口大底小状，少量反转即导致固定松弛，固定强度有限

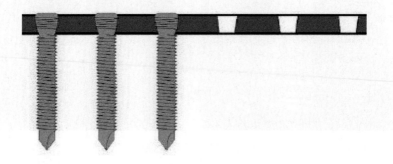

图 1.3.18 锁定钢板螺丝钉剖面结构，钉孔的梯形结构，容易松动，把持强度有限

锁定钢板外置在临床上有其实际的需求，特别是在感染风险较高的病人，能起到良好的临床效果。但是，由于内固定外置存在的法律问题，以及锁定钢板的结构缺陷，使得新型固

定器械的出现迫在眉睫，临床上迫切需要一种新型治疗方法及器械来满足广大病人的救治需要。

为满足上述需求，本课题组以"内外固定趋同"为思路提出了我们的解决方案，即介固定技术。以此研发的介固定系统置入位置位于传统内、外固定之间，兼具了传统内外固定的优势，然而其概念和优势又不仅限于此，后续章节我们将作详细介绍，此处不再赘述。

1.3.3 介固定技术发展历史

本课题组进行介固定技术的相关研究最早可追溯至 2006 年。我们聚焦灾害救援及军事战创伤的救治等现实需求，针对传统外固定装置存在的外形笨重、操作复杂以及容易松动等问题，结合内、外固定的各自优点，设计了一种新型的外固定接骨装置，称之为"浇铸式骨水泥外固定架"。该装置利用快速浇铸技术，实现了骨固定装置的快速成型，并利用有限元技术对设计的可行性进行了验证（图 1.3.19，图 1.3.20）。

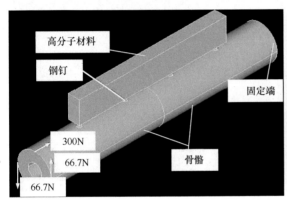
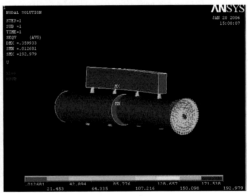

图 1.3.19　骨水泥浇筑外架的有限元分析模型　　图 1.3.20　复合应力作用下外固定架应力图

为配合浇铸式骨水泥外固定架的使用，我们先后研制了第一代、第二代水泥钉，其具有方便把持拧入、骨水泥黏附强度大等特点（图 1.3.21，图 1.3.22）。

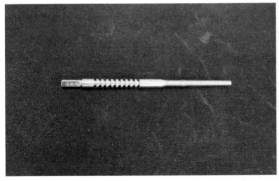
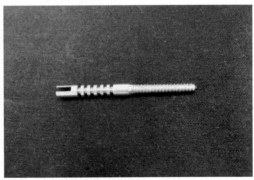

图 1.3.21　第一代水泥钉　　　　　　　　　图 1.3.22　第二代水泥钉

在有限元分析的基础上，以羊的胫骨为实验对象，进行了浇铸式骨水泥外固定架的动物实验，并取得了理想的效果（图 1.3.23，图 1.3.24）。

术后摄片显示骨折固定可靠，可为骨折愈合提供稳定的环境。数周后，骨折顺利愈合（图 1.3.25 ～图 1.3.27）。

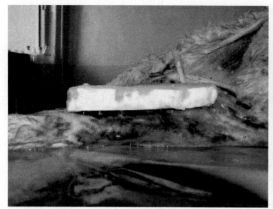

图 1.3.23　浇筑外架固定后羊胫骨图片

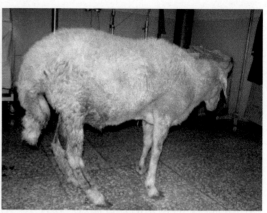

图 1.3.24　实验动物麻醉清醒后可即刻站立行走

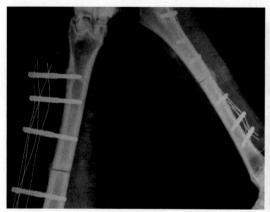

图 1.3.25　术后 2 周 X 线片，可见少量骨痂产生，骨折线模糊

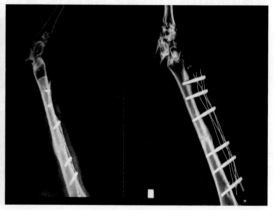

图 1.3.26　术后 4 周 X 线片，可见大量骨痂产生，骨折愈合

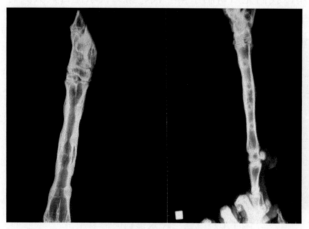

图 1.3.27　术后 8 周拆除外固定架后 X 线片，骨折处塑形良好

　　浇铸式骨水泥外固定架具有体积小、创伤小、固定可靠等特点，但是也存在以下问题：骨水泥架体浇铸过程较为复杂，对操作者技术水平要求较高；浇铸过程中因骨水泥发热可能灼伤皮肤；骨水泥架体取出困难等。为解决上述问题，课题组在保留浇铸式骨水泥外固定架架体与水泥钉锁定结合设计思想的基础上，将架体更换为金属材质，并重新设计了配套的螺钉，逐步优化改进，研发出目前的介固定系统。

1.4 介固定技术意义、前景与展望

1.4.1 介固定技术意义

首先，介固定技术的产生为骨折治疗提供了一种全新的选择，丰富了骨折治疗的模式。介固定技术是笔者课题组为满足战伤救治需求，在深入分析总结传统救治技术的优缺点、临床救治中的痛点和难点等的基础上，汇聚军事卫勤学、工程学、基础医学、临床医学等诸多学科专家人才，经十余年不懈努力而发展出的一种全新技术。在该技术指导下研发的介固定系统经过大量工程学测试、动物试验及临床试验的反复验证，均实现了理想的设计要求，充分验证了介固定技术的可行性，体现出优良的系统可靠性，同时，还展现出诸多独特的优势。

其次，与传统骨科器械研发不同的是，除研发器械之外，我们还进行了大量的理论创新。我们总结发展出了"动静结合"的骨折固定理论，创立了"介固定分型法"这种新型骨折分类方法。其中，"动静结合"理论是对传统骨折治疗理论的进一步丰富和完善，而"介固定分型法"将骨折分型与手术决策、预后判断联系起来，具有极强的临床指导意义。上述两项理论创新为介固定技术夯实了坚强的理论基础，确保了后期技术向产品转化的顺利推进。

再次，介固定技术的产生与发展，使"逆向卫勤"救治理论得以在装备上得到支持，具有重大的军事意义。"逆向卫勤"救治理论目的在于减轻批量伤员发生时的卫勤保障压力，提高卫勤救治时效性，维持一线作战部队战斗力。介固定技术的特点使其十分契合"逆向卫勤"救治理论的要求，其应用和推广或可对卫勤保障模式的改革产生深远影响，继而实现巨大的军事效益。

最后，介固定技术的应用简化了骨折治疗过程，可大大减轻病人的痛苦和负担，为少数骨科疾病的治疗提供了新型甚至可能是唯一的解决方案，社会效益显著。

关于上述各项优势的详细内容，在本书相应章节中均有所展示，此处不再赘述。

1.4.2 介固定技术前景与展望

作为一项新技术，介固定技术所展现出的部分优势目前还停留在理论或者个案阶段，需要得到大量实验数据验证和支持。此外，研究中我们也发现了介固定系统还存在的一些不完美或不足，仍需要我们不断地研究与优化。

下一步，我们拟针对以下一些问题开展研究：

（1）进一步优化介固定系统的设计，使其更加适应各部位骨骼解剖形状，以提高贴附性。

（2）对介固定外架的材料、形状、颜色等进行进一步的优化设计，寻找临床需求与工程设计的最佳结合点，满足临床治疗个性化需求。

（3）介固定系统应用于儿童骨折可灵活选择固定位置，以避免对干骺端的损伤，同时可以不限制关节活动，为儿童骨折治疗提供了新的选择，设计相关试验进行系统验证。

（4）进一步完善各部位介固定系统的临床研究，并扩大应用范围。

（5）介固定系统全电钻操作对骨与软组织的影响。

（6）介固定系统在战伤救治中的应用的研究等。

总之，我们认为介固定技术具有十分光明的应用前景。然而，时不我待，还有大量的工作等待我们去一一完成。我们欢迎对介固定技术感兴趣的专家、同道与研究者加入我们，共同进行介固定技术相关项目的研究与合作，促进该技术的推广与应用。

第二章　介固定技术基础研究

2.1　介固定技术医学基础

2.1.1　内固定钢板固定的问题出现——再骨折

国际内固定协会由 13 位外科医生发起，于 1958 年在瑞士小镇达沃斯成立，主要从事骨折内固定的研究与实践。该机构的成立大大促进了骨科内固定技术的发展（图 2.1.1，图 2.1.2）。

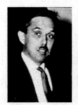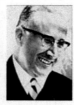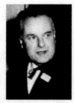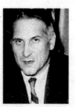

Maurice E Müller　Martin Allgöwer　Walter Bandi　Robert Schneider　Hans Willenegger

- Ernst Baumann
- Fritz Brussatis
- August Guggenbühl
- Willy Hunziker

- Walter Ott
- René Patry
- Walter Schär
- Walter Stähli

图 2.1.1　国际内固定协会（AO）创始人

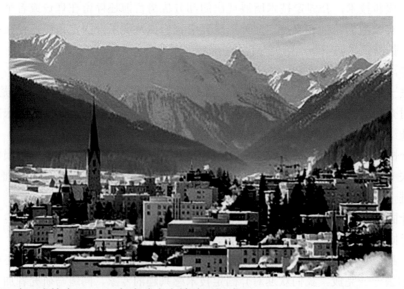

图 2.1.2　国际内固定协会于 1958 年在瑞士小镇达沃斯成立

当代骨折固定的理论精髓：解剖复位、坚强固定、早期功能锻炼、保护软组织（图 2.1.3）。

内固定杰出代表——加压钢板，能够很好地体现 AO 内固定原则，达到解剖复位、坚强固定和早期功能锻炼的目的，风靡一时（图 2.1.4，图 2.1.5）。

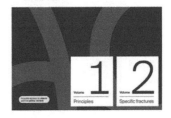

图 2.1.3 当代内固定的理论精髓——骨折治疗的 AO 原则

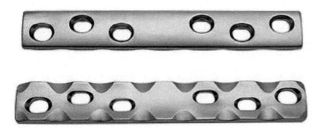

图 2.1.4 加压钢板

固定追求的终极目标：解剖复位，严丝合缝；无骨痂生长（图 2.1.6）。

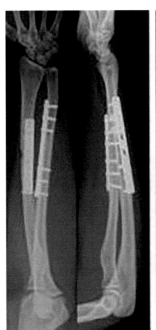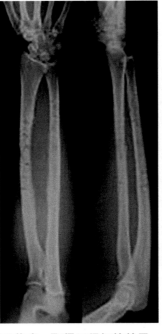

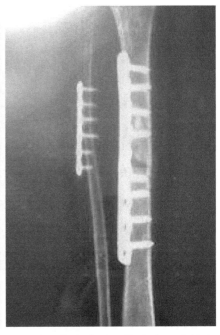

图 2.1.5 加压钢板广泛应用于临床，取得了很好的效果

图 2.1.6 解剖复位一期愈合，严丝合缝，无骨痂生长

出现问题——再骨折：前臂双骨折在经过加压钢板固定后，达到了解剖复位，但在取出内固定钢板后，部分病人出现再骨折，往往需要再次进行钢板内固定（图 2.1.7）。

加压钢板固定后，在拆除钢板后，再骨折是一个常见并发症，临床上并不少见（图 2.1.8）。

钢板内固定术后再骨折的原因分析：前臂双骨折是内固定的经典骨折治疗案例。其治疗过程严格按照 AO 理论，通过加压钢板完成的经典手术，术后早期功能锻炼，术中也做到了保护软组织，并未发现不妥之处。西医认为是钢板不够坚强，继续研发更加坚强的钢板螺丝钉系统，所以 2000 年出现了锁定加压钢板（图 2.1.9 ～图 2.1.11）。

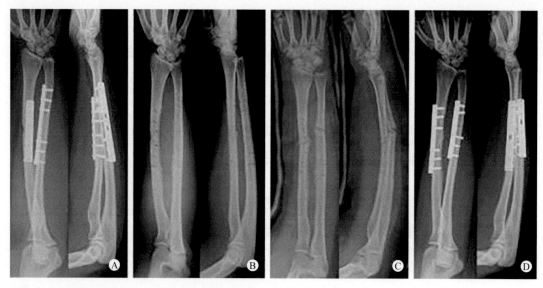

图 2.1.7 前臂双骨折 A. 内固定术后；B. 取出内固定；C. 发生再骨折；D. 再次进行内固定

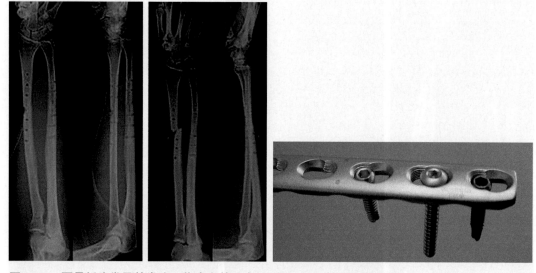

图 2.1.8 再骨折为常见并发症，临床上并不少见 图 2.1.9 锁定加压钢板

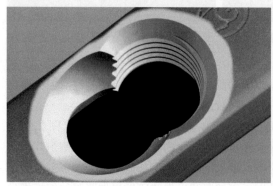

图 2.1.10 锁定加压钢板的钉孔设计

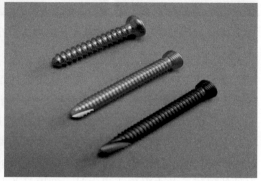

图 2.1.11 加压螺钉、锁定螺丝钉与自攻自钻螺钉

锁定钢板的出现使得内固定的强度明显增加，短时间内获得了临床的认可，进行了大批量的临床治疗，但是结果并不十分理想，仍然有不愈合和失败的病例出现，问题并未得到解决。有研究对 151 例骨折的预后结果进行统计，其中，不愈合的为 21 例，不愈合率高达 14%（图 2.1.12，图 2.1.13）。

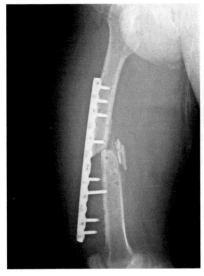 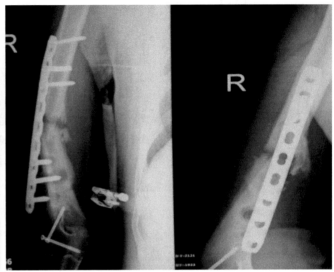

图 2.1.12　股骨干骨折锁定钢板固定失败病例　　图 2.1.13　肱骨干骨折锁定钢板固定失败病例

2.1.2　中医"动静结合"理论对再骨折的完美解释

中医骨科历史悠久。中医骨科治疗的原则是：动静结合、筋骨并重、内外兼治、医患配合。其中，动静结合是中医骨科的治疗精髓（图 2.1.14）。

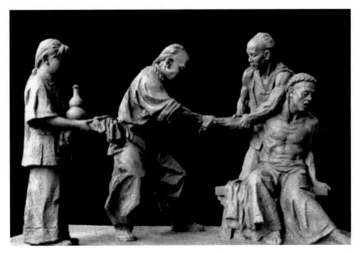

图 2.1.14　中医正骨历史悠久，底蕴深厚，有着自己的理论基础和治疗理念，其中动静结合是核心

骨折愈合是一个动态变化的过程，分为四个时期：血肿期、软骨痂期、硬骨痂期、塑形期。每个时期力学要求不同，血肿期以静为主，软骨痂期需动静结合以静为主，硬骨痂期需动静结合以动为主，塑形期需加强活动。恰当的力学刺激是骨折愈合过程中所必需的（图 2.1.15）。

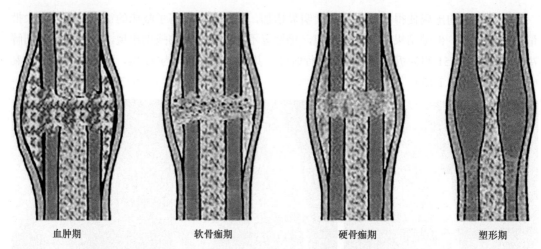

血肿期　　　　软骨痂期　　　　硬骨痂期　　　　塑形期

图 2.1.15　骨折愈合是一个动态变化的过程，分为四个时期，每个时期力学要求不同

　　小夹板是中医骨科骨折治疗的典型代表，很好地体现了动静结合的治疗理念。骨折治疗过程中不断调整夹板的松紧度，逐步增加活动量，以达到促进骨折愈合的目的（图 2.1.16）。

　　加压钢板固定的骨折愈合是一期愈合，过程中没有骨痂形成，没有再塑形，实质上只完成了骨折愈合的第一个过程，是一个不全愈合的过程。因此，临床上有经验的医生会告诉病人去掉钢板以后要保护几周，这就是继续完成骨折愈合的后面的几个过程，特别是再塑形的过程。如不注意，就易发生再骨折问题（图 2.1.17）。

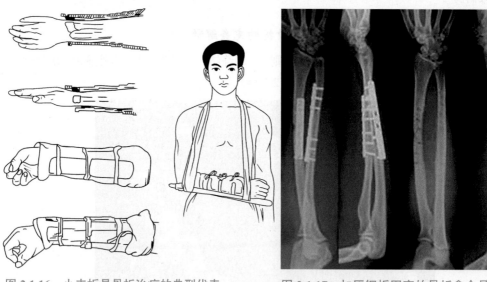

图 2.1.16　小夹板是骨折治疗的典型代表，很好地体现了动静结合的治疗理念

图 2.1.17　加压钢板固定的骨折愈合是一期愈合，没有骨痂形成

　　钢板的坚强固定导致了骨折断端应力刺激的缺损，没有力学刺激的骨折愈合是不完全的，是导致再骨折的主要原因。一期愈合是一种医源性的骨折愈合方式，自然界中并不存在（图 2.1.18）。

　　临床上骨折愈合过程中需要动力化的例子比比皆是，例如：髓内钉的动力化能够很好地促进骨折愈合，外固定架的轴向调整动力化也能很好地促进骨折的愈合（图 2.1.19，图 2.1.20）。

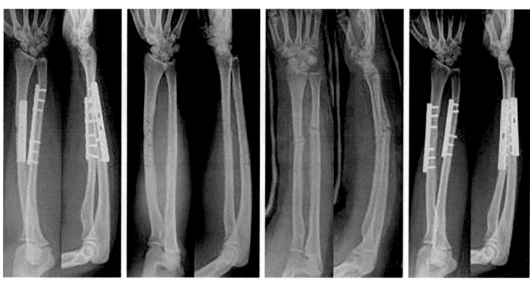

图 2.1.18　一期愈合是一种医源性的骨折愈合方式，自然界中并不存在

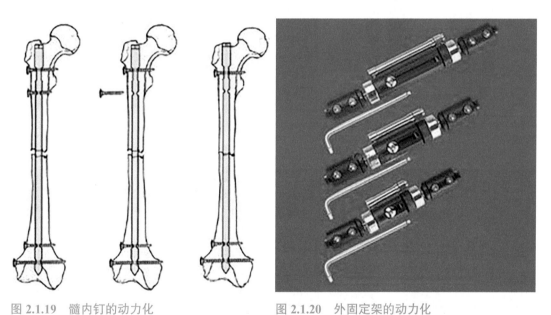

图 2.1.19　髓内钉的动力化　　　　　　　图 2.1.20　外固定架的动力化

钢板固定非常坚强，一旦固定不易调整，动力化困难，常常很难形成骨痂，影响骨折的愈合，取出钢板后容易发生再骨折（图2.1.21）。

钢板动力化的解决方案——动力螺钉。为了使钢板能够动力化，动力螺钉研发成功，能够使钢板固定后，通过负重达到骨折断端位移的效果，刺激骨痂生长，促进骨折愈合（图 2.1.22～图 2.1.25）。

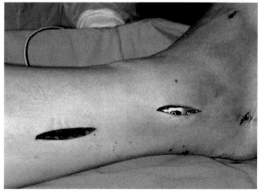

图 2.1.21　钢板一旦固定不易调整，动力化困难

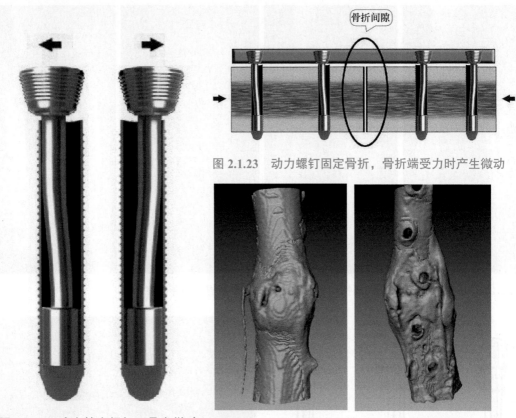

图 2.1.23　动力螺钉固定骨折，骨折端受力时产生微动

图 2.1.22　动力锁定螺钉，具有微动设计

图 2.1.24　动力螺钉固定骨折断端产生大量骨痂

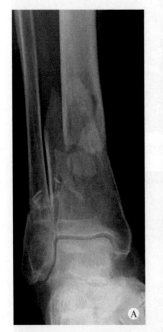
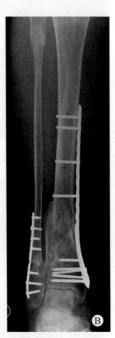
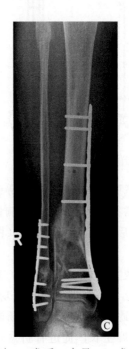
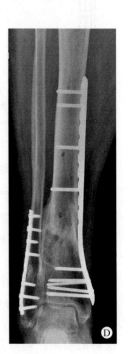

图 2.1.25　动力螺钉典型病例　A. 术前；B. 术后即刻；C. 术后 3 个月；D. 术后 6 个月

动力螺钉使得钢板固定能够动力化，产生骨痂，但是同时也带来了新问题：长期微动导致的钢板断裂。动力螺钉项目耗时数年，耗资数千万美元，但最终以失败告终。分析经验教训，其研究动机是很好的，钢板的动力化是未来钢板发展的一个趋势（图2.1.26）。

中西医治疗均有其优势与不足：西医钢板固定能够达到解剖复位，坚强固定，早期功能锻炼，有着明显的优点，但是再骨折是一个明确的并发症；而中医骨科手法整复创伤小，绿色、环保、可持续理念明显领先，但是复位精确度不够，治疗后功能部分丧失也是不争的事实。中西医结合或可取长补短，成为一种潜在解决方案，临床上需要一种中西医结合的新型骨折固定技术（图2.1.27）。

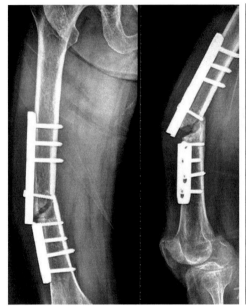
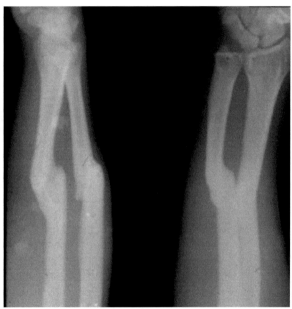

图 2.1.26　动力螺钉失败病例　　　　图 2.1.27　手法整复后骨折畸形愈合

介固定技术既是中西医结合发展的必然，又是内外固定趋同发展的必然，是一种兼具中医先进理念（动静结合理论）和西医精准技术的新型的骨折固定方法（图1.1.1）。

2.2　介固定分型法

2.2.1　介固定骨折分型 (简单分型法)

骨折分型的现状：分型种类繁多，处于各有侧重、杂乱并存的状态。如：按部位分型：骨盆、脊柱、腕部、肱骨近端、肘关节骨折等；按损伤机制分型：踝关节的朗汉氏分型、桡骨远端的费尔南德斯分型等；按骨块形状分型：粉碎性骨折、螺旋性骨折、斜行骨折、横行骨折等；按暴力大小：高暴力骨折、低暴力骨折；按病理分型：病理性骨折、骨质疏松性骨折、脆性骨折、非典型骨折等；按人名分型：Colles，Smith，Neer，Sadeker等。

目前主流的分型方法是 AO 分型，涵盖所有骨折，有比较统一的分类方法。其描述骨折精细准确，便于统计研究是其主要特点，但是由于其过于细致导致了对临床手术指导意义明显不足。骨折分型最重要的目的之一就是指导治疗，所以目前临床上仍然缺乏一种针对骨折治疗的统一分型方法（图 2.2.1～图 2.2.3）。

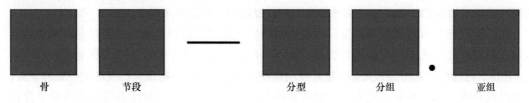

骨 　　节段 　　　　　　分型 　　分组 　　亚组

图 2.2.1　AO 分型示意图

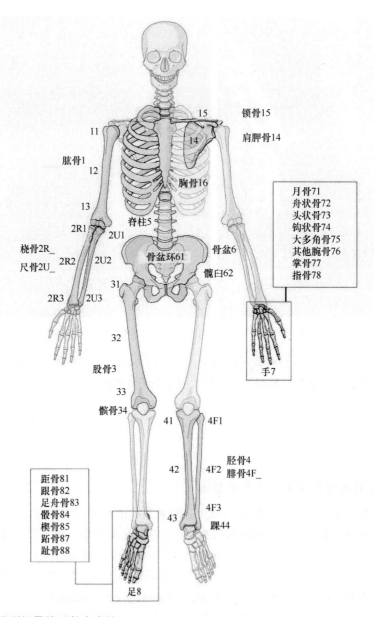

图 2.2.2　AO 分型把骨骼以数字定位

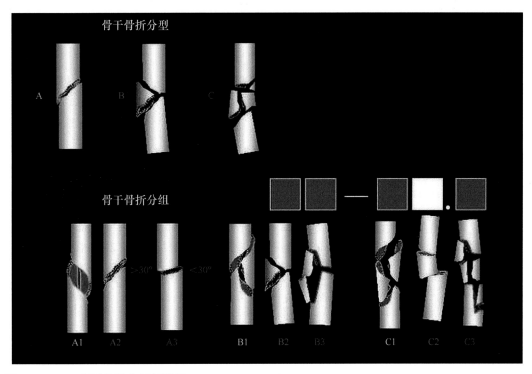

图 2.2.3 AO 分型的基本骨折类型

　　AO 分型的不足：正是由于 AO 分型过度重视精细地描述骨折，导致其对于手术指导价值的下降。AO 分型的优点是细，缺点是太细，临床上不便于记忆，不易推广。如肱骨近端关节内骨折可以描述为 11C3.1（图 2.2.4，图 2.2.5）。

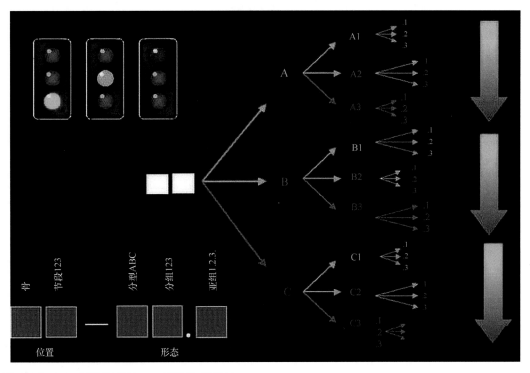

图 2.2.4 AO 分型的不足——指导治疗不足

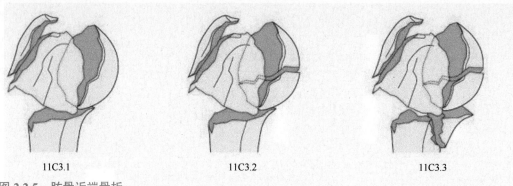

11C3.1 11C3.2 11C3.3

图 2.2.5 肱骨近端骨折

AO 分型的不足还表现在：①对于干骺端骨折分型由于可能出现分型重叠，导致混乱；②对于踝关节和肘关节等多关节组成的复合关节，更容易产生混乱（图 2.2.6～图 2.2.8）。

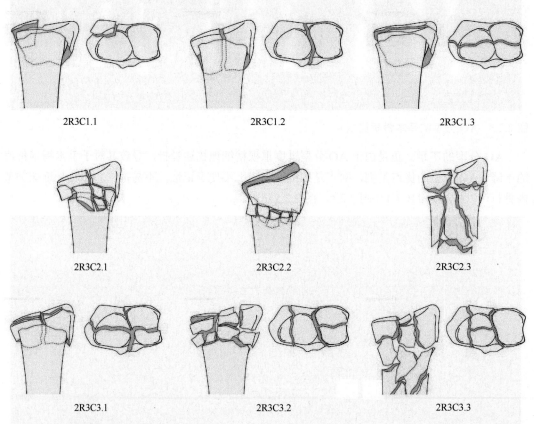

2R3C1.1 2R3C1.2 2R3C1.3

2R3C2.1 2R3C2.2 2R3C2.3

2R3C3.1 2R3C3.2 2R3C3.3

图 2.2.6 桡骨远端骨折 AO 分型

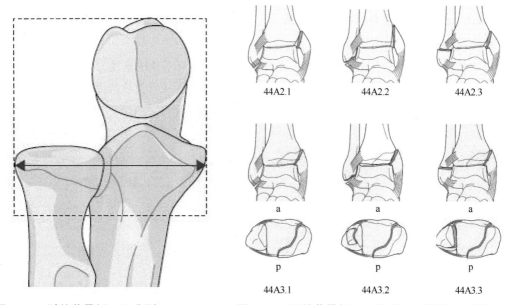

图 2.2.7 肘关节骨折 AO 分型　　图 2.2.8 踝关节骨折 AO 分型　a. 前面；p. 后面

分型最主要的目的有 4 个：描述骨折、指导治疗、判断预后、便于推广。但是，临床医生最为关心的是以下 3 个问题：手术做不做、怎么做以及做完手术有什么结果。因此，我们需要一种更为贴近临床的分型方法，来补充 AO 分型的不足（图 2.2.9）。

介固定分型法：根据临床实际需要，先以是否累及关节面将骨折分为关节内和关节外，再以主骨折块之间是否有连接将骨折进一步区分为简单与复杂（图 2.2.10）。

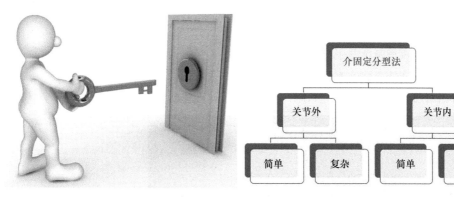

图 2.2.9 解决临床手术的实际问题　　图 2.2.10 介固定简单分型法示意图

2.2.2 介固定分型与 AO 对应关系

1. 关节外骨折（位于关节外）（图 2.2.11）

简单骨折对应 AO 分型的 A 型骨折及 B1 型骨折（有主骨折块的连接）。

复杂骨折对应 AO 分型的 B2、B3 型骨折及 C 型骨折（无主骨折块的连接）。

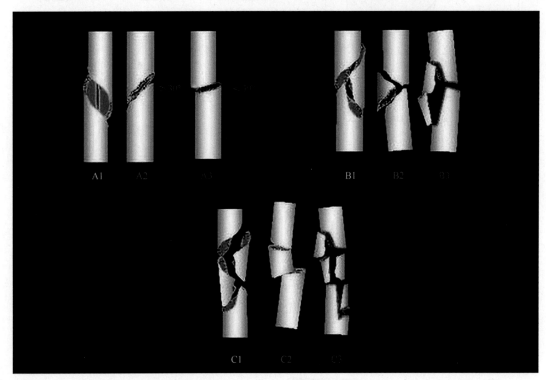

图 2.2.11 关节外骨折介固定分型与 AO 分型的对应关系

2. 关节内骨折（累及关节）（图 2.2.12）

简单骨折对应 AO 分型的 B 型及 C1、C2 骨折（关节面简单有主关节面连接）。

复杂骨折对应 AO 分型的 C3 型骨折（关节面复杂无主关节面连接）。

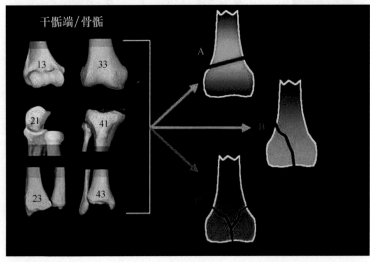

图 2.2.12 关节内骨折介固定分型与 AO 分型的对应关系

干骺端累及关节内的复杂骨折按关节内及关节外分别分型，分别处理。

干骺端骨折累及关节面的骨折：实际上是由关节外干骺端骨折和关节内骨折两部分组成，必须分开分型且分开处理，具体如下：C1 型骨折即关节内外均为简单的骨折，这种情况下要复杂做，即关节内外都要解剖复位、坚强固定；C2 型骨折即关节内为简单的骨折、关节外为复杂的骨折，关节内要简单骨折复杂做即解剖复位、坚强固定，关节外复杂骨折简单做，如桥接固定或外固定架固定；C3 型骨折即关节内关节外均为复杂的骨折，关节内关节外都要简单做，关节内克氏针或无头钉螺钉有效固定，关节外简单做，如桥接固定或外固定架固定。类似的骨折包括肱骨远端、股骨远端、胫骨近端、胫骨远端等（图 2.2.13 ～图 2.2.18）。

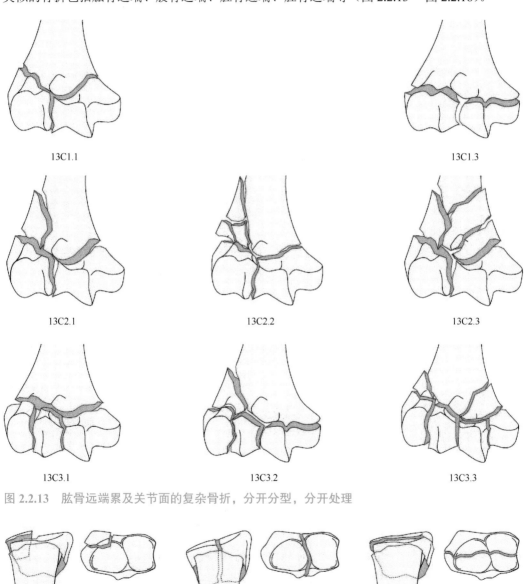

图 2.2.13　肱骨远端累及关节面的复杂骨折，分开分型，分开处理

图 2.2.14　桡骨远端累及关节面的复杂骨折，分开分型，分开处理

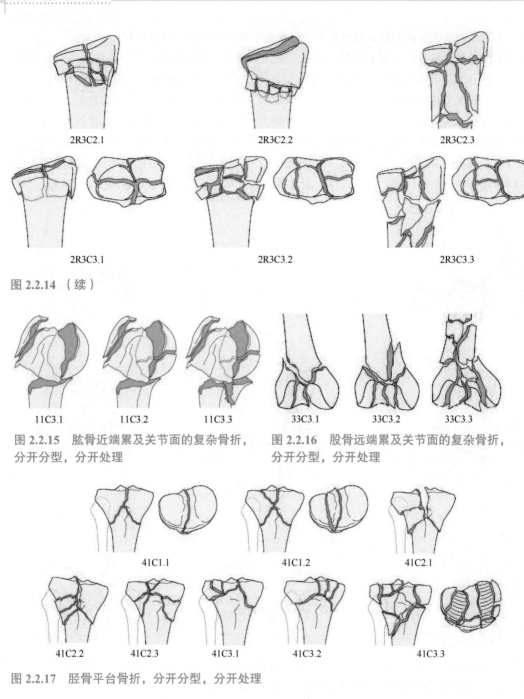

2R3C2.1

2R3C2.2

2R3C2.3

2R3C3.1

2R3C3.2

2R3C3.3

图 2.2.14 （续）

11C3.1

11C3.2

11C3.3

33C3.1

33C3.2

33C3.3

图 2.2.15　肱骨近端累及关节面的复杂骨折，分开分型，分开处理

图 2.2.16　股骨远端累及关节面的复杂骨折，分开分型，分开处理

41C1.1

41C1.2

41C2.1

41C2.2

41C2.3

41C3.1

41C3.2

41C3.3

图 2.2.17　胫骨平台骨折，分开分型，分开处理

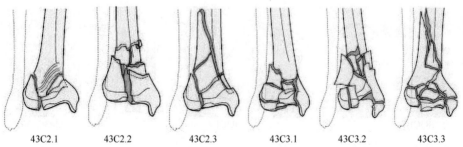

43C2.1

43C2.2

43C2.3

43C3.1

43C3.2

43C3.3

图 2.2.18　踝关节骨折，分开分型，分开处理

2.2.3 介固定分型法临床意义

简单骨折：低能量损伤，骨折类型简单，手术风险较低，手术复位要求较高，预后良好（图 2.2.19）。

复杂骨折：高暴力损伤，骨折类型复杂，手术风险较高，手术复位要求较低，预后欠佳（图 2.2.20）。

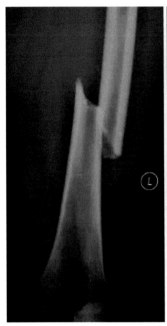 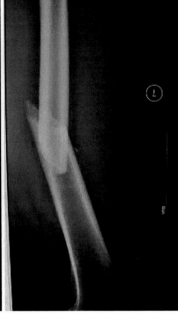 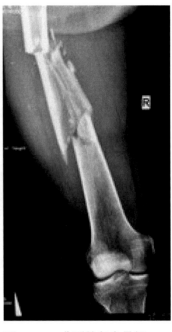

图 2.2.19 典型的简单骨折　　　　　　　　　　　　图 2.2.20 典型的复杂骨折

介固定分型法对治疗的指导意义：简单骨折复杂做，复杂骨折简单做。

简单骨折复杂做：指对于简单骨折手术要做到解剖复位，断端加压，坚强固定（图 2.2.21）。

复杂骨折简单做：指对于复杂骨折手术要做到功能复位，桥接固定，弹性固定（图 2.2.22，图 2.2.23）。

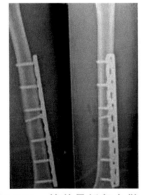 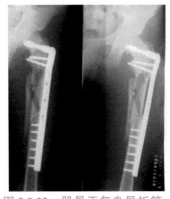 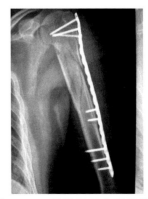

图 2.2.21 简单骨折复杂做：拉力螺钉，断端加压，钢板螺丝钉内固定术　　图 2.2.22 股骨干复杂骨折简单做：功能复位，桥接固定，弹性固定　　图 2.2.23 肱骨干复杂骨折简单做：功能复位，桥接固定，弹性固定

2.2.4 小结

介固定分型法特点（图 2.2.24）：

（1）适用于所有骨折。

（2）直观描述骨折暴力大小及损伤程度（简单、复杂）。

（3）指导治疗（简单骨折复杂做、复杂骨折简单做）。

（4）判断预后（简单骨折预后好、复杂骨折预后差）。

（5）简单、实用、好记。

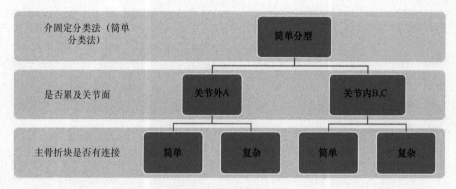

图 2.2.24　介固定分型法，简单好记，临床意义大

介固定分型法具体分型标准：以是否累及关节面区分关节内外；以主骨折块之间是否有连接区分简单复杂。

第三章　介固定技术设计理论及实现

3.1　概述

在对国内外相关研究现状调研的基础上，课题组提出了基于介固定技术的骨骼固定系统的设计方案。我们综合考虑了传统的内固定与外固定两者的优点及缺陷，设计了一种将架体置于人体皮肤外但其高度介于传统内固定接骨板与外固定架体之间的介固定系统。为保证系统具有良好的刚性及自锁功能，螺纹孔设计为矩形截面螺纹孔，同时还大大加强了架体的强度。介固定系统的设计既避免了传统内固定需要二次手术且难以用于开放伤的缺点，又避免了传统外固定强度低、易松动、不易作为终极治疗手段等问题。同时，本结构设计中还参考了中医理论中"动静结合"的特色，治疗过程中通过适时调节架体受力状况，可促进骨痂的形成。

介固定系统设计过程中主要遵循如下思路：

（1）符合力学要求的情况下，结构尽量简单、体积小、重量轻、便携、操作方便。

（2）结构强度尽量大，设计中尽量避免万向节、杆架结构等可动结构，以免出现松动、失效等现象。

（3）要考虑与目前工艺的兼容性，即加工工艺能够方便实现该设计思想。

（4）结构尽量与 VSD 兼容，即术后能够非常方便应用 VSD。

本章以人体骨骼的不同部位为设计单元，采用自下而上的方式，首先详细介绍了骨骼介固定技术中各部位固定架的设计思想、三维模型的建立过程。其次，介绍了详细的设计 CAD 图及三维装配图。在此基础上，采用有限元技术，从力学分析角度，对其设计可行性进行了验证。最后，介绍了骨骼介固定系统力学特性测试系统的设计过程及其实验结果。

3.2　跟骨介固定系统

跟骨介固定系统介绍见图 3.2.1～图 3.2.9。

图 3.2.1　跟骨介固定架体设计 CAD 图，设计中遵循了小型化、微创、操作方便及易于换药的原则；架体结构形状、尺寸设计过程中还充分考虑了不同年龄段人群跟骨的尺寸及形状，形成了适用于不同年龄段人群的跟骨介固定系列产品。同时，力学特性要符合临床要求。为适应不同位置跟骨骨折的固定方便，在架体上预设了一系列螺纹孔，可实现多种跟骨骨折的手术操作

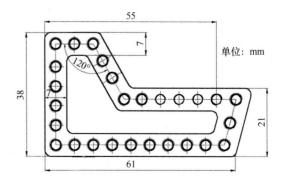

跟骨介固定螺钉的设计，遵循以下思路（图 3.2.2）。

（1）为满足不同年龄段跟骨尺寸、不同形状固定需求，设计了 50mm、55mm、60mm 三个系列长度的螺钉。

（2）为避免普通锁定钢板由于梯形孔导致的易松动问题，介固定系统外架螺纹孔以及对应的螺钉钉头设计为矩形截面。

（3）为保证螺钉与骨骼、介固定架体之间能够牢固接触，整个螺钉杆件部分设计为全螺纹。

（4）为方便手术操作，螺钉尖端部分采用自攻自钻设计，以减小手术时间，提高手术效率。

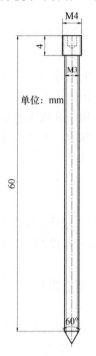

图 3.2.2　跟骨介固定螺钉 CAD 图

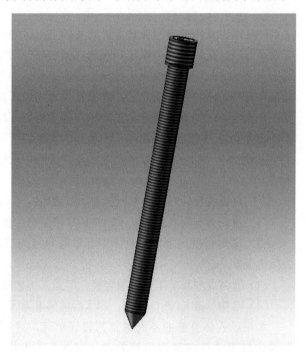

图 3.2.3　跟骨介固定螺钉三维 SolidWorks 模型，结构设计过程中为保持系统稳定性并符合力学特性要求，螺钉钉头设计为矩形截面结构，避免了普通锁定钢板螺钉梯形截面产生的易松动问题。同时，结构螺纹设置为通螺纹，进一步保证了结构的稳定性与可靠性

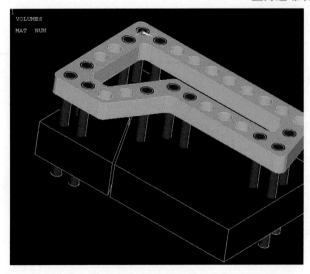

图 3.2.4　跟骨介固定系统有限元模型，主要用于对跟骨介固定系统进行基于有限元技术的力学特性分析，建模过程中结构单元类型采用 Solid95 单元，架体和螺钉均选用不锈钢材料，弹性模量为 209GPa，泊松比为 0.3，建模过程中结构尺寸严格按照实际尺寸设计

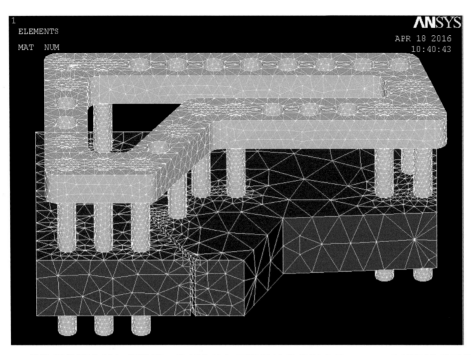

图 3.2.5　结构网格划分及加载模型，分析中施加于跟骨的荷载设定为 **300N**，分析模块采用静力学分析模块，测试荷载作用下结构应力最大值是否小于材料的许用应力，即荷载作用下架体和螺钉是否断裂

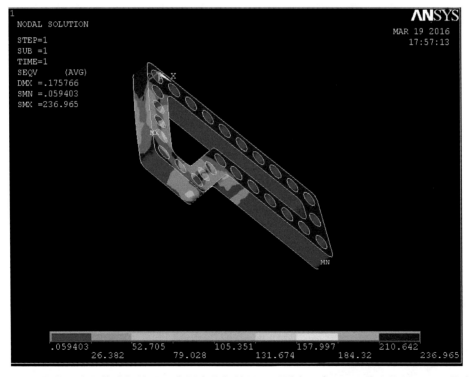

图 3.2.6　跟骨介固定架体分析结果，由图中分析结果可以看出，在 **300N** 外力作用下，跟骨介固定架体应力最大值为 **236.9MPa**，小于许用应力 **400MPa**，架体不会断裂，说明了设计具备可行性

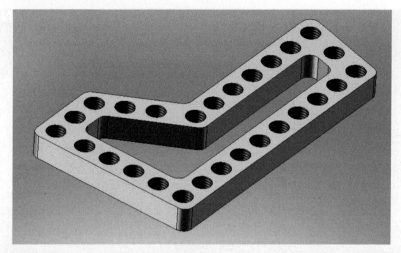

图 3.2.7　基于 SolidWorks 软件的跟骨介固定架体三维模型，该三维模型用于对结构形状进行优化设计并对设计可行性进行验证，建模过程中严格遵循了架体的实际结构尺寸

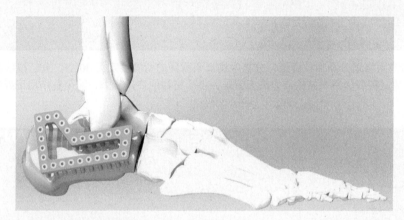

图 3.2.8　基于 SolidWorks 软件的跟骨介固定系统三维装配示意图，模型中跟骨取材于骨骼图库，用于对手术可行性进行预见性的验证，同时，依据装配结果，可实现对结构尺寸、形状的调整，模型结果表明该设计完全符合设计要求

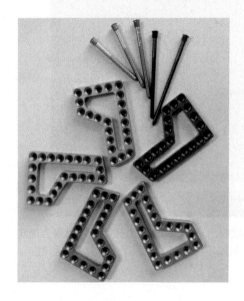

图 3.2.9　跟骨介固定系统实物图，基于精密加工技术，设计并制作了跟骨介固定系统，包括介固定架体以及螺钉。设计中考虑到不同年龄段骨骼尺寸不同的特点，设计了多种尺寸的跟骨介固定系统系列；并依据不同人群的不同审美要求，设计了不同的颜色，以满足病人个性化需求

3.3　胫骨介固定系统

胫骨介固定系统介绍见图 3.3.1 ～图 3.3.21。

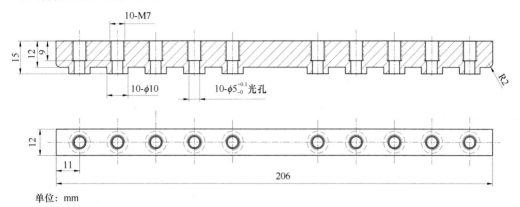

单位：mm

图 **3.3.1**　胫骨介固定架体 CAD 图，设计中遵循了小型化、微创及操作方便的设计原则。结构尺寸根据病人胫骨尺寸确定，依据不同年龄段、不同身高病人的不同要求，设计了一系列长度的架体。为保证架体与皮肤的间隙，同时便于换药及通风，在架体下表面设计了一系列凸台结构

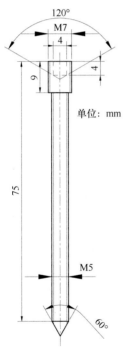

单位：mm

图 **3.3.2**　胫骨介固定螺钉 CAD 模型图，该结构设计思想与跟骨介固定螺钉类似。为保持系统稳定性并符合力学特性要求，螺钉钉头设计为矩形截面结构，避免了普通锁定钢板螺钉梯形截面产生的易松动问题，并依据不同病人的实际情况，设计了一系列长度的螺钉。同时，通过把结构螺纹设置为通螺纹，进一步保证了结构的稳定性与可靠性。最后，为实现该系统快速、高效的救治特点，螺钉尖端采用了自攻自钻的设计，以提高救治效率

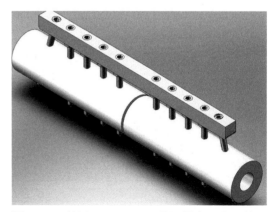

图 **3.3.3**　基于 **SolidWorks** 的胫骨介固定系统三维装配图，本图主要用于对总体结构、架体与螺钉之间、螺钉与胫骨之间配合是否合理、间隙高度是否合适等问题进行初步验证

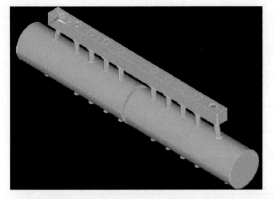

图 3.3.4 胫骨介固定系统 Ansys 模型，为验证结构设计的合理性，采用 Ansys 有限元软件，对结构设计可行性进行了验证。分析中主要对其在外力作用下的应力分布及位移情况进行分析。模型中架体、螺钉均为不锈钢材料，单元类型选择 Solid95 单元，材料弹性模量为 209GPa。拟测试架体、骨骼和螺钉应力分布情况是否超过结构许用应力以及荷载作用下骨骼断端端面相对位移是否符合要求等

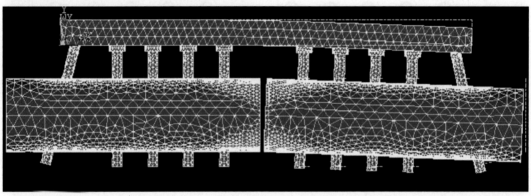

图 3.3.5 胫骨介固定系统总体分析，分析中施加于架体的荷载为 500N，分析类型为静力学分析；边界条件为接近人体端端面全约束，另一端为自由端。分析结果表明在 500N 荷载作用下，胫骨断端最大相对位移仅为 0.54mm。该结果远小于要求的骨骼愈合需要的相对位移，说明了设计的可行性

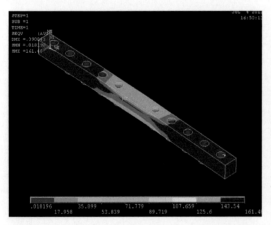

图 3.3.6 胫骨介固定架体应力分析结果，结果表明在 500N 力作用下，架体承受最大应力值为 161MPa，远小于材料的许用应力 400MPa，说明术后愈合过程中即使在极端受力情况下架体仍不会发生断裂。分析结果同时表明，应力最大值分布于最里面一对螺钉孔，其大小由内向外逐渐递减

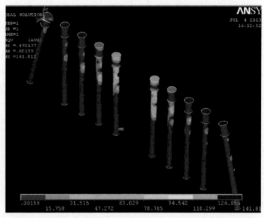

图 3.3.7 胫骨介固定螺钉应力分布图，结果表明在 500N 力作用下，介固定螺钉承受的应力最大值为 141.8MPa，远小于材料的许用应力 400MPa，说明术后愈合过程中即使在极端受力情况下螺钉仍不会发生断裂。分析结果同时表明，应力最大值分布于最里面的一对介固定螺钉，每对对称的螺钉应力分布相同，并且由内向外急剧减小，该结果为术后逐步去除外螺钉，进而实现愈合过程中的"动静结合"理念，提供了技术支持

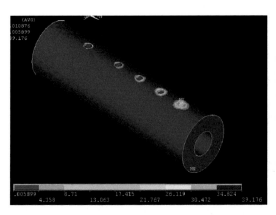

图 3.3.8　胫骨应力分析结果，结果表明在 500N 力作用下，病人骨骼承受的应力最大值为 39.17MPa，远小于骨骼的许用应力，说明术后愈合过程中在极端受力情况下手术位置的骨骼仍不会发生断裂。分析结果同时表明应力最大值分布于最里面的骨骼孔处，其数值由内向外逐渐递减

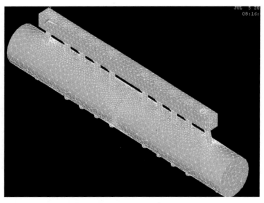

图 3.3.9　介固定系统与骨骼表面距离对手术效果影响有限元模型，分析中以 5 对螺钉为对象，分析了架体与胫骨上表面的距离变化对介固定装置力学特性的影响，为手术过程中架体与断骨表面的间距设定提供理论依据。依据临床经验及能够方便手指操作的特点，距离初值分别选择 16mm 和 11mm，两种情况下轴向力皆选 200N。分析过程中架体与介固定钉仍选不锈钢材料，单元类型选为 Solid95

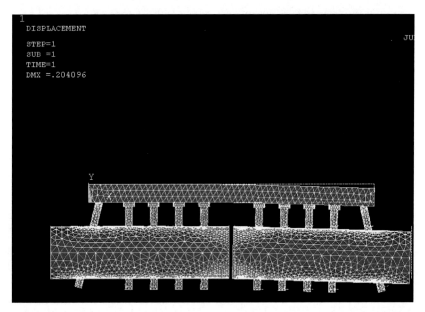

图 3.3.10　断骨端面相对位移有限元分析结果，分析过程中架体下表面距离胫骨表面距离分别为 16mm 和 11mm，荷载为 200N。分析过程中采用了静力学分析模块。结果表明在 200N 荷载情况下，断骨端面相对位移分别为 0.2mm 和 0.18mm，说明高度变化对手术影响不太敏感，在临床经验选定的适当距离范围内，手术过程中不必太关注距离对手术效果的影响

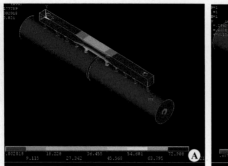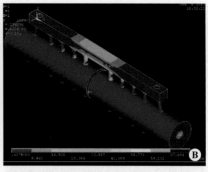

图 3.3.11 结构应力分布有限元分析结果，分析过程中架体下表面与骨骼表面距离分别为 16mm 和 11mm，荷载为 200N。分析过程中采用了静力学分析模块。结果表明在 200N 荷载情况下，16mm 高度产生的内应力略大于 11mm 时的应力值，分别为 82.02MPa 和 76.16MPa，但仍远小于材料的许用应力，表明距离变化对应力变化影响不太明显，可依据临床经验适当选择，而不必太考虑距离变化影响的问题 A. 16mm 高度时，产生的内应力为 82.02MPa；B. 11mm 高度时，产生的内应力为 76.16MPa

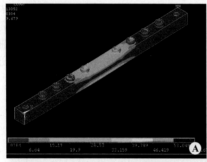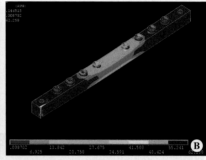

图 3.3.12 胫骨介固定架体应力分布分析结果，分析过程中架体下表面与骨骼表面距离分别为 16mm 和 11mm，荷载为 200N。分析过程中采用了静力学分析模块。结果表明在 200N 荷载情况下，介固定架体应力最大值分别为 59.68MPa 和 62.26MPa，两者相差不大。说明距离变化对架体应力分布影响不太明显，手术过程中可不用太考虑距离的影响 A. 16mm 高度时，介固定架体应力最大值为 59.68MPa；B. 11mm 高度时，介固定架体应力最大值为 62.26MPa

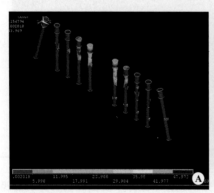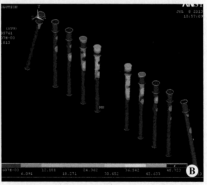

图 3.3.13 胫骨介固定螺钉应力分布分析结果，分析过程中架体下表面与骨骼表面距离分别为 16mm 和 11mm，荷载为 200N。分析过程中采用了静力学分析模块。结果表明在 200N 荷载情况下，介固定螺钉应力最大值分别为 53.97MPa 和 54.81MPa，两者之间非常接近，最大值为最中间一对螺钉，说明距离变化对架体应力分布影响不太明显。介固定螺钉应力分布为对称结构，自内而外应力值逐渐减小，到达最边缘部分时，应力已经变得很小，该结果为介固定系统"动静结合"理论提供了数据支持，可对手术过程中的钉子去除顺序提供技术支持 A. 16mm 高度时，介固定螺钉应力最大值为 53.97MPa；B. 11mm 高度时，介固定螺钉应力最大值为 54.81MPa

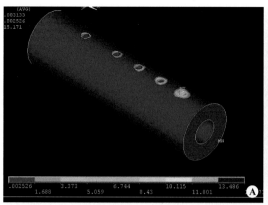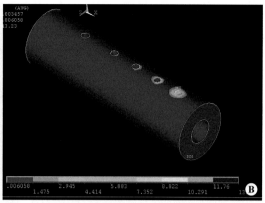

图 3.3.14 胫骨应力分布分析结果，分析过程中架体下表面与骨骼表面距离分别为 16mm 和 11mm，荷载为 200N。分析过程中采用了静力学分析模块。结果表明在 200N 荷载情况下，胫骨上应力最大值分别为 15.17MPa 和 13.23MPa，虽然有一定的变化，但远小于材料的许用应力，说明适当改变胫骨与架体下表面的距离，对手术效果没有明显影响 A. 16mm 高度时，胫骨上应力最大值为 15.17MPa；B. 11mm 高度时，胫骨上应力最大值为 13.23MPa

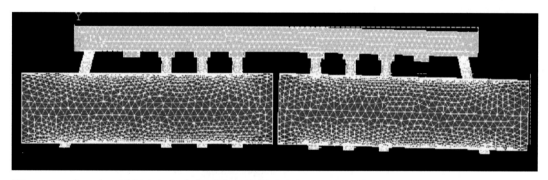

图 3.3.15 介固定系统置入螺钉个数对愈合效果影响有限元分析模型。在研究架体下表面与骨骼表面距离对手术效果影响研究基础上，针对螺钉对数变化对力学特性的影响进行了分析。设计中以 11mm 为参考距离，螺钉对数选用 4 对。与 5 对外固定钉模型相比，本模型在分析中去掉了从内数第 4 对外固定钉。模型中胫骨介固定架体和螺钉均采用不锈钢材料，单元类型为 Solid95，边界荷载为接近身体端全约束，另一端为自由端及荷载施加端。为保证分析结果的可比性，分析过程中轴向荷载为 200N。对比数据为应力大小和断骨端面相对位移

图 3.3.16 基于 4 对介固定螺钉的结构有限元分析结果，本分析同样采用了静力学分析模块，施加荷载为 200N。结果显示 4 对螺钉情况下，系统应力分布值为 83.52MPa，略大于 5 对情况下的 76.15 MPa，但仍远小于材料许用应力。说明在去掉边缘螺钉情况下，结构应力变化不是太大

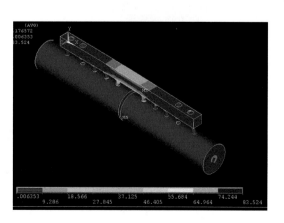

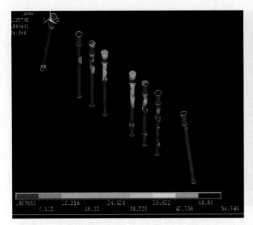 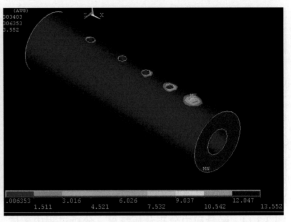

图 3.3.17 介固定螺钉应力分布图，本分析同样采用了静力学分析模块，施加荷载为 200N。结果显示 4 对螺钉情况下，介固定钉应力最大值为 54.94MPa，最大值仍然为最里面一对螺钉。说明相对于 5 对螺钉，该数值略有增加，但仍远小于许用应力 400MPa，说明减少外面的一对螺钉对愈合影响相对较小，本结构手术过程中具有良好的安全性

图 3.3.18 胫骨应力分布有限元分析结果，本分析同样采用了静力学分析模块，施加荷载为 200N。分析结果显示 4 对螺钉情况下，钉孔边缘处应力最大值为 13.55MPa，略大于 5 对时的 13.2MPa。说明减少边缘部分的一对螺钉对骨骼应力分布影响不大，不影响手术效果

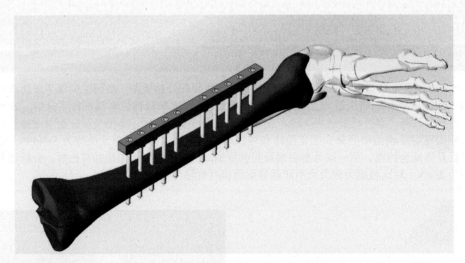

图 3.3.19 基于 SolidWorks 软件的胫骨介固定系统三维装配示意图。在力学分析的基础上，基于实际的胫骨模型，对胫骨介固定架进行了装配，以从结构装配的角度分析设计是否符合要求。模型中胫骨取材于骨骼图库，用于对手术中的可行性进行预见性的验证，同时，依据装配结果，可实现对结构尺寸、形状的调整，建模结果初步表明该设计符合胫骨介固定系统临床要求，为后续加工提供了理论支持

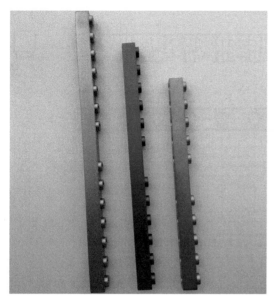

图 3.3.20 胫骨介固定架体实物图，依据不同人群的不同审美要求，设计了不同颜色的胫骨介固定架体，以满足病人个性化需求

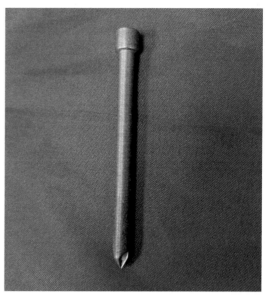

图 3.3.21 胫骨介固定螺钉实物图，加工过程中依据不同年龄段骨骼尺寸不同的特点，设计了一系列长度的胫骨介固定螺钉

3.4 股骨介固定系统

股骨介固定系统介绍见图 3.4.1 ～图 3.4.6。

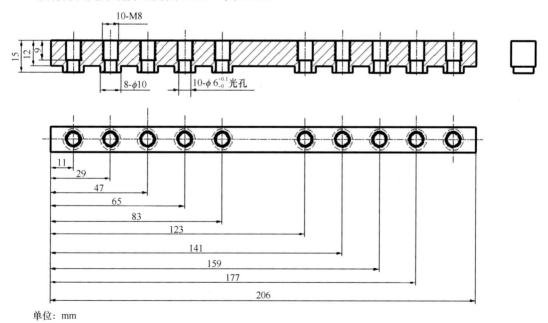

单位：mm

图 3.4.1 **206mm 长股骨介固定架体 CAD 图**，设计中遵循了小型化、微创及操作方便的设计原则。结构尺寸根据病人股骨尺寸确定，依据不同年龄段、不同身高病人的不同要求，设计了一系列长度的架体。本设计架体长度为 206mm。设计中为保证架体与皮肤的间隙，同时便于换药及通风，在架体下面设计了一系列凸台结构，实验结果表明本设计完全符合临床要求

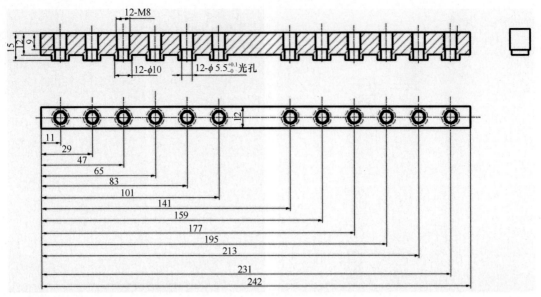

单位：mm

图 3.4.2 **242mm** 长股骨介固定架体 CAD 图，设计中遵循了小型化、微创及操作方便的设计原则。结构尺寸根据病人股骨尺寸确定，依据不同年龄段、不同身高病人的不同要求，设计了一系列长度的架体。本设计架体长度为 **242mm**。设计中为保证架体与皮肤的间隙，同时便于换药及通风，在架体下面设计了一系列凸台结构，实验结果表明本设计完全符合临床要求

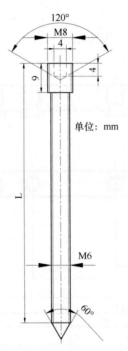

单位：mm

图 3.4.3 股骨介固定螺钉 CAD 图，该螺钉设计思想与前述设计相似，不同之处在于由于股骨比较粗壮，设计中螺钉直径较大。依据不同年龄段、不同病人特点不同的问题，设计了 **80，90，100，110mm** 四个长度系列螺钉

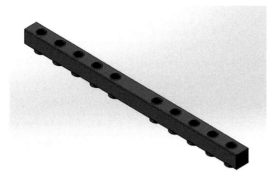

图 3.4.4 股骨介固定架体三维模型，该模型主要用于对设计效果包括形状、尺寸、结构形式等进行初步验证

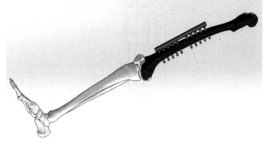

图 3.4.5 基于 **SolidWorks** 软件的股骨介固定系统三维装配示意图，模型中股骨模型取材于骨骼图库，用于对手术中的可行性进行预见性的验证。同时，依据装配结果，可实现对结构尺寸、形状的调整，建模结果表明该设计完全符合架体的设计原则

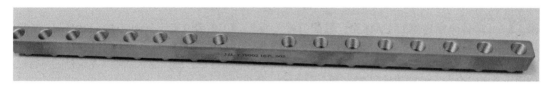

图 3.4.6 股骨介固定架体实物图

3.5 掌骨介固定系统

掌骨介固定系统介绍见图 3.5.1～图 3.5.5。

图 3.5.1 掌骨介固定架体 **CAD** 图，设计中遵循了小型化、微创及操作方便的设计原则。结构尺寸根据病人掌骨尺寸确定。由于手指间距离较近且活动较多，为避免术后介固定架体与手部其他部位皮肤的摩擦造成的损伤，介固定架体底部设计为圆柱形底面，以避免锐角擦伤并便于换药及通风。其他部分设计遵循了胫骨介固定的总体设计思想。实验结果表明本设计完全符合临床要求

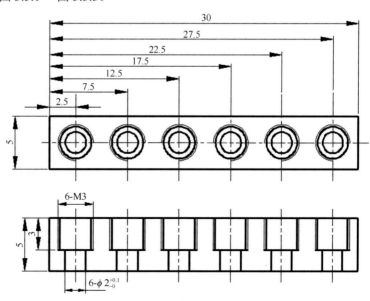

单位：mm

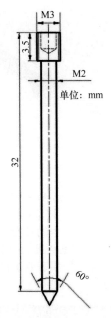

M3

3.5

M2

单位：mm

32

60°

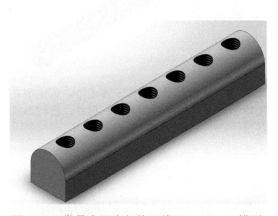

图 3.5.2　掌骨介固定螺钉 CAD 图，该螺钉设计同样遵循了前述介固定螺钉的设计思想，并结合了掌骨的实际尺寸。为适应不同尺寸掌骨的固定需求，介固定螺钉设计了 28，30，32mm 三个长度系列

图 3.5.3　掌骨介固定架体三维 SolidWorks 模型，用以对设计效果包括形状、尺寸、结构形式等进行初步验证，临床结果证明了本设计的可行性

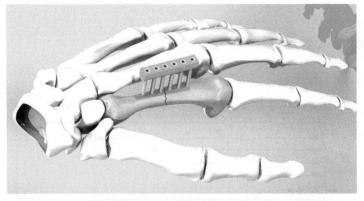

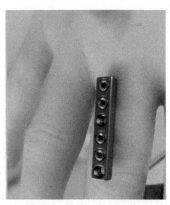

图 3.5.4　掌骨介固定系统三维装配示意图，模型建设采用了 SolidWorks 软件。模型中掌骨模型取材于骨骼图库，用于对手术中的可行性进行预见性的验证，同时，依据装配结果，可实现对结构尺寸、形状的调整，结果表明该设计完全符合架体的设计原则，为结构的最终加工实现提供了技术支持

图 3.5.5　掌骨介固定系统实物图，临床效果证明设计符合要求

3.6　桡骨远端介固定系统

桡骨远端介固定系统介绍见图 3.6.1 ～图 3.6.8。

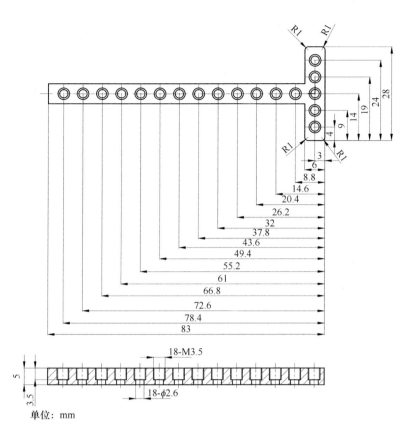

图**3.6.1** 桡骨远端"T"型介固定架体 CAD 图，设计中遵循了小型化、微创及操作方便的设计原则。结构尺寸根据病人前臂尺寸确定，实验结果表明本设计完全符合临床要求

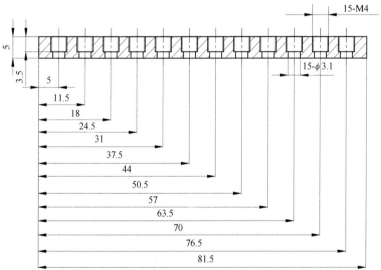

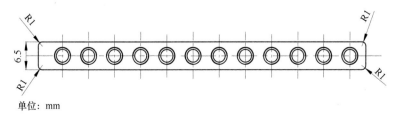

图**3.6.2** 桡骨远端"I"型介固定架体 CAD 图

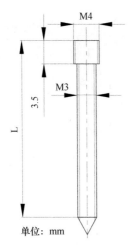

图 3.6.3 桡骨远端介固定螺钉 CAD 图，同样采用了自攻自钻的设计，以方便手术操作

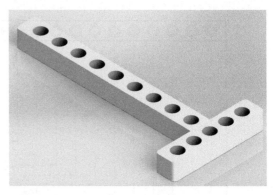

图 3.6.4 基于 SolidWorks 软件的"T"型结构桡骨远端介固定架体的三维模型

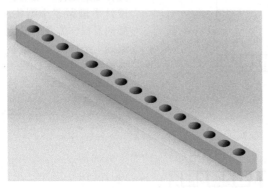

图 3.6.5 基于 SolidWorks 软件的"I"型结构桡骨远端介固定架体的三维模型

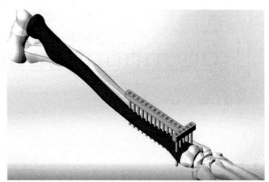

图 3.6.6 "T"型桡骨远端介固定系统三维结构装配示意图

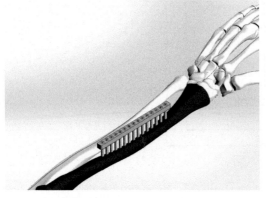

图 3.6.7 "I"型桡骨远端介固定系统三维结构装配示意图，模型中前臂骨模型取材于骨骼图库，用于对手术中的可行性进行预见性的验证，同时，依据装配结果，可实现对结构尺寸、形状的调整，建模结果表明该设计完全符合架体的设计原则

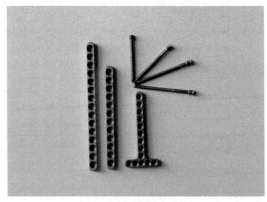

图 3.6.8 桡骨远端介固定系统实物图，制作过程中充分考虑了不同年龄段及不同人群的不同审美要求，设计了不同颜色的桡骨远端骨介固定架体，以满足病人个性化需求

3.7 肱骨介固定系统

肱骨介固定系统介绍见图 3.7.1 ～图 3.7.3。

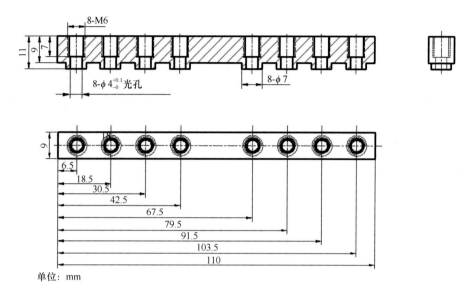

单位：mm

图 3.7.1 肱骨介固定架体 **CAD** 图，设计中遵循了小型化、微创及操作方便的设计原则。结构尺寸根据病人肱骨尺寸确定。同时，设计中的凸台结构等设计参考了胫骨介固定的设计思想

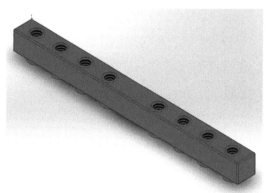

图 3.7.2 肱骨介固定架体三维模型

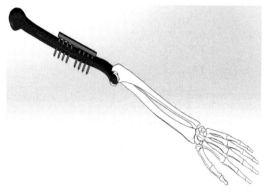

图 3.7.3 肱骨介固定系统装配示意图，模型中肱骨模型取材于骨骼图库，用于对手术中的可行性进行预见性的验证，同时，依据装配结果，可实现对结构尺寸、形状的调整，建模结果表明该设计完全符合架体的设计原则

3.8 锁骨介固定系统

锁骨介固定系统介绍见图 3.8.1 ～图 3.8.5。

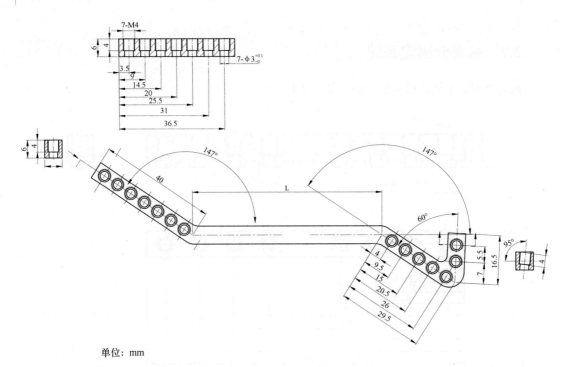

单位：mm

图 3.8.1　锁骨介固定架体 CAD 图，设计中遵循了小型化、微创及操作方便的设计原则。结构形式和尺寸根据病人锁骨形状设计，并克服了锁骨形状不规则以及弯曲度较大等多个问题，经多次改进，最终确定了该介固定架体的结构形式。同时，设计中考虑到不同年龄段病人锁骨尺寸不同的问题，设计了不同尺寸的锁骨介固定架体

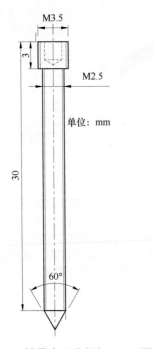

单位：mm

图 3.8.2　锁骨介固定螺钉 CAD 图

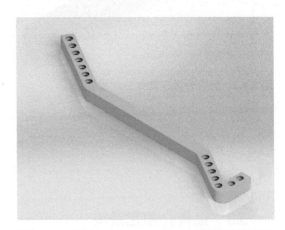

图 3.8.3　基于 SolidWorks 软件的锁骨介固定架体三维模型

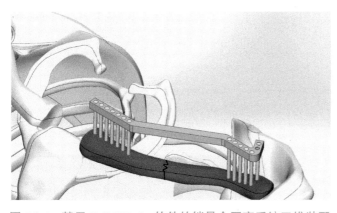

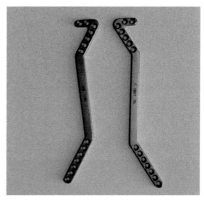

图 3.8.4 基于 **SolidWorks** 软件的锁骨介固定系统三维装配示意图。模型中锁骨模型取材于骨骼图库，用于对手术中的可行性进行预见性的验证，同时，依据装配结果，可实现对结构尺寸、形状的调整，建模结果表明该设计完全符合架体的设计原则

图 3.8.5 锁骨介固定架体加工实物图，制作过程中充分考虑了不同年龄段及不同人群的不同审美要求，设计了不同颜色、不同尺寸的锁骨介固定架体，以满足病人个性化需求

3.9 肩锁关节介固定系统

肩锁关节介固定系统介绍见图 3.9.1～图 3.9.5。

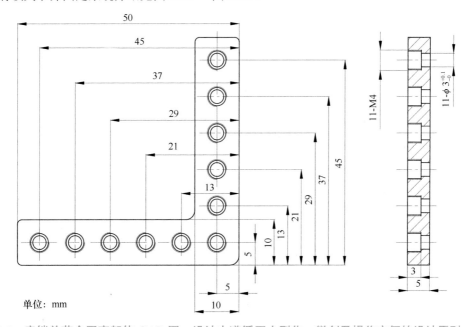

单位: mm

图 3.9.1 肩锁关节介固定架体 **CAD** 图，设计中遵循了小型化、微创及操作方便的设计原则。设计中根据肩锁关节的特点，采用了基于 **L** 型的结构形式，经多次改进，最终优化设计出该介固定架体的结构形式。并依据不同病人肩锁关节尺寸的区别，设计了 **8mm** 和 **10mm** 两个宽度的介固定架体

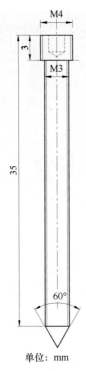

M4

3

M3

35

60°

单位：mm

图 3.9.2　肩锁关节介固定螺钉结构 CAD 图，该结构设计思想与前述介固定螺钉相似，钉头采用了梯形截面，螺钉尖端采用自攻自钻的设计。同时，为适应不同结构尺寸肩锁关节的固定需求，设计了 45，50 和 55mm 三个长度的肩锁关节介固定螺钉

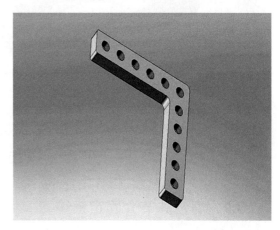

图 3.9.3　基于 SolidWorks 软件的肩锁关节介固定架体三维模型，结构三维模型的建立严格遵循了架体的实际尺寸，本模型用于对结构设计的可行性进行验证

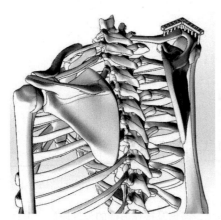

图 3.9.4　基于 SolidWorks 软件的肩锁关节介固定系统三维装配示意图。模型中肩锁关节模型取材于骨骼图库，用于对手术中的可行性进行预见性的验证，同时，依据装配结果，可实现对结构尺寸、形状的调整，建模结果表明该设计完全符合架体的设计原则

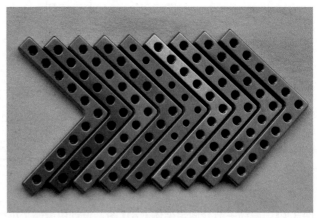

图 3.9.5　肩锁关节介固定架体加工完毕的实物图，制作过程中充分考虑了病人的个性化需求，设计了不同颜色、不同尺寸的肩锁关节介固定架体，以满足病人个性化需求

3.10 介固定系统力学特性评价装置研制

图 3.10.1～图 3.10.6 介绍介固定系统力学特性评价装置的研制。

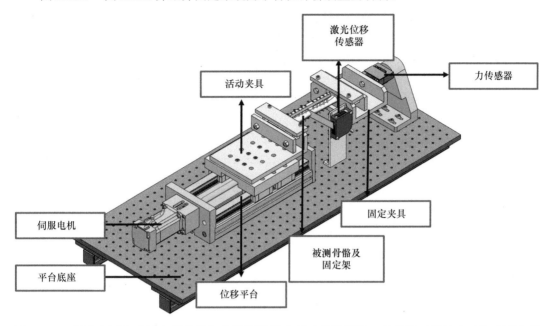

图 3.10.1 骨骼介固定系统力学特性评价装置设计方案三维模型图。为能够对设计完成的介固定系统力学特性进行评价，设计并制作了介固定系统力学特性评价装置，包括精密机械结构设计及加工、硬件测试电路以及软件实现系统等，实验结果表明该装置能够良好地实现对介固定系统进行力学特性的评价。该装置可实现 2kN 荷载施加，并能够进行静力学荷载和动态荷载的施加，实现对病人站立和行走时状态的模拟。同时，设计了相关测试软件，以实现测试过程中力学特性数据的存储、计算及判断。设计中荷载施加通过伺服电机＋丝杠螺母带动工作平台实现，荷载大小通过力传感器测试，断骨端面相对位移通过高精度位移传感器实现

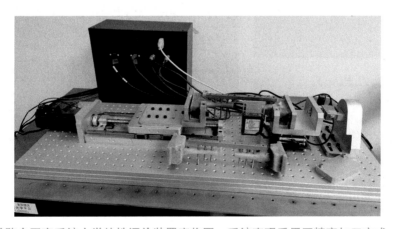

图 3.10.2 骨骼介固定系统力学特性评价装置实物图，系统实现采用了精密加工方式。同时，设计了专用电控箱。实验中骨骼采用了羊胫骨；固定采用了骨水泥。本装置可实现静力学荷载及动力学荷载的施加，可实现静力学测试及疲劳测试

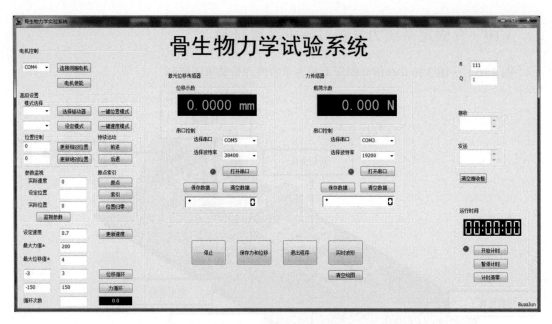

图 3.10.3　基于 VC++ 的测试软件，该软件不但可实现对荷载大小、端面相对位移大小的测试，还可以实现动态、静态荷载施加。同时，软件可对动态荷载施加频率进行设置，并实现对数据的实时检测、存储及数据回放

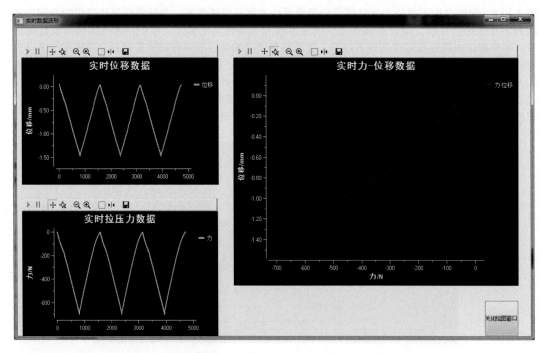

图 3.10.4　过程检测界面，为实现对测试过程的实施检测、跟踪，设计了相应的测试功能，以实现对力学数据的实时施加及监测

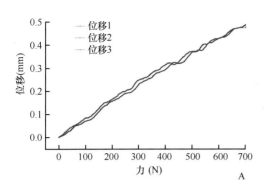
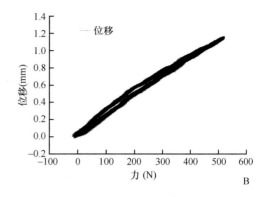

图 3.10.5 力学特性测试结果曲线，其中 A 为力 - 位移关系曲线，测试为一个闭环，即从零点开始，逐渐加载，使得断骨断端相对位移逐渐加大，到最大位移处（力荷载最大），逐渐减小位移，最终到达初始零点，以反映该装置的非线性偏差、迟滞、重复性等指标。结果表明该设备具有良好的测试性能，其各项误差指标都很小。**B** 为疲劳测试过程中力位移 - 关系曲线，测试周期为 18 000 个循环，结果表明在往复运动过程中，该装置的测试点几乎重合，说明该装置具有非常良好的重复性，迟滞也非常小

图 3.10.6 装置疲劳测试结果图，测试中荷载为 **200N**，往复周期为 **18 000**，测试完成后发现装置无松动现象，螺钉、架体、骨骼等都没有断裂现象发生，说明了该介固定系统良好的设计效果，术后不会出现松动、断裂现象

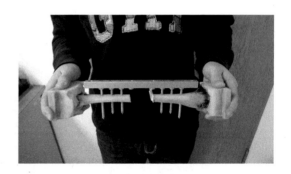

3.11 小结

本章以有限元三维建模及仿真技术为基础，采用自下而上的方式，详细介绍了介固定技术中各具体部位介固定系统的设计思想、三维模型、三维装配过程等，并展示了介固定系统实物图。最后，还简要介绍了设计制作骨骼介固定系统力学特性评价装置的实现及测试过程，包括机械结构、硬件电路及测试软件等，实验结果表明了该评价装置的有效性。

第四章 介固定技术动物实验验证

4.1 概述

为进一步验证介固定系统设计的可行性，我们在采用有限元分析和力学平台测试对介固定系统进行验证的基础上，进行了动物实验验证。

本章将对介固定系统的动物实验过程进行介绍，大体分为两部分内容：实验以羊胫骨为实验对象，第一部分介绍羊胫骨专用介固定系统的设计与制造，第二部分介绍应用介固定系统治疗羊胫骨骨折的实验过程及结果。

4.2 专用介固定系统设计与制造

图 4.2.1 ～图 4.2.5 介绍羊胫骨专用介固定系统的设计与制造。

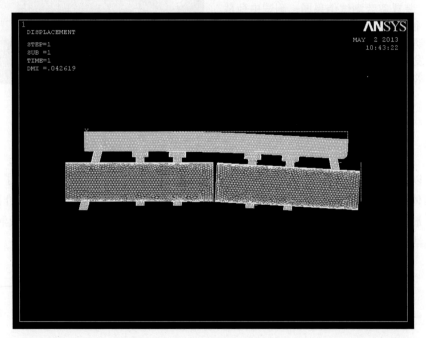

图 4.2.1 介固定系统有限元分析结果，测试施加轴向荷载后介固定系统的轴向位移情况，为羊胫骨专用介固定系统的设计提供理论依据

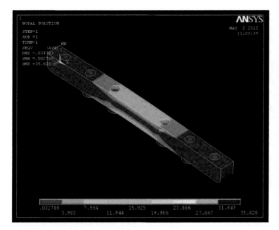

图 4.2.2　架体部分有限元分析结果，测试施加轴向荷载后架体部分的应力分布，根据分析结果设计优化介固定架体的形状、结构尺寸及钉孔的排布等

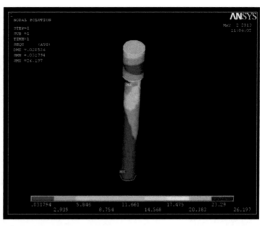

图 4.2.3　螺钉有限元分析结果，测试施加轴向荷载后螺钉的应力分布，根据分析结果设计优化螺钉的形状及结构尺寸，同时，对螺钉主体及钉尾的螺纹进行设计优化

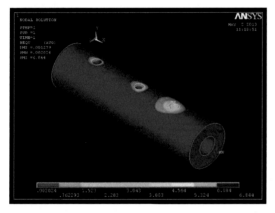

图 4.2.4　羊胫骨有限元分析结果，测试施加轴向荷载后羊胫骨的应力分布

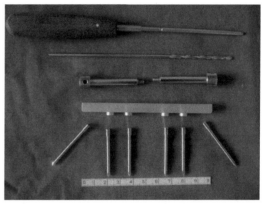

图 4.2.5　羊胫骨专用介固定系统，包括架体、螺钉及配套手术器械

4.3　介固定系统动物实验

图 4.3.1 ～图 4.3.9 介绍以羊的胫骨为实验对象，进行动物实验的设计、记录与结果。

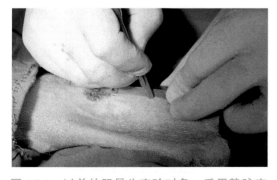

图 4.3.1　以羊的胫骨为实验对象，采用静脉麻醉。常规消毒铺单

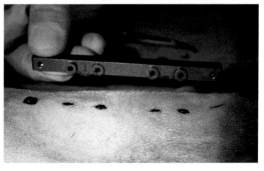

图 4.3.2　按照介固定外架钉孔的位置，在胫骨相应的部位做标记，同时确定拟截骨制作骨折模型的确切位置

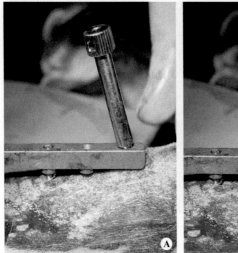
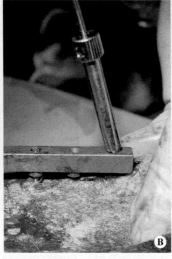
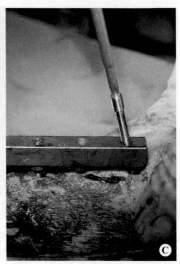

图 4.3.3　确保介固定外架放置位置正确、高度合适。依次进行拧入套筒、电钻打孔、测深、拧入螺钉等标准操作，逐一置入螺钉。螺钉置入顺序：最外侧两根螺钉—中央两根螺钉—剩下两根螺钉
A. 拧入套筒；B. 电钻打孔；C. 拧入螺钉

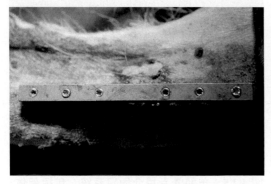

图 4.3.4　介固定系统置入后正面观。羊胫骨专用介固定外架共设计有 **6** 枚螺钉，远近端各 **3** 枚，介固定外架置于胫骨干的中心。外架固定完成后，在截骨位置架体的对侧做切口，用线锯进行截骨，制作骨折模型

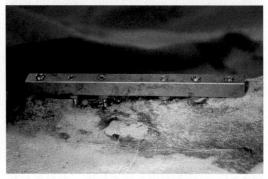

图 4.3.5　介固定系统置入后侧面观。羊胫骨专用介固定外架置于胫骨干的中段，并距离皮肤有一定距离，使其在提供足够固定强度的同时，避免压伤皮肤

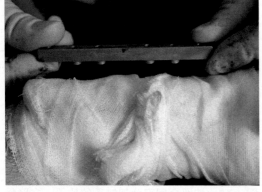

图 4.3.6　纱布敷料包扎。较传统外固定架，介固定系统允许对架体进行整体包扎

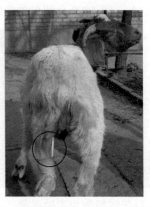

图 4.3.7　实验动物麻醉清醒后即刻站立行走。该结果表明骨折固定确实，介固定系统强度可靠

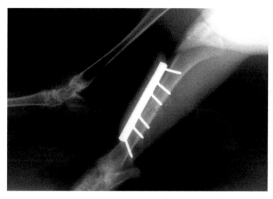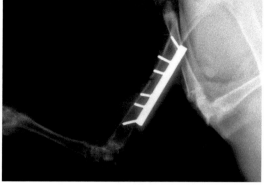

图 4.3.8 术后第 1 天双斜位 X 线片。图示骨折线清晰，骨折断端无连接，提示骨折模型制作成功；介固定系统固定位置好，固定可靠，螺钉在位，长度适中

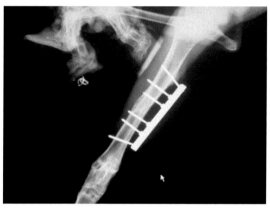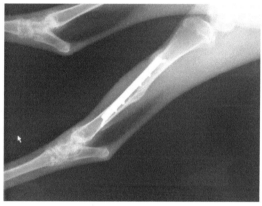

图 4.3.9 术后 1 个月正侧位 X 线片。图示骨折断端愈合良好，较多骨痂产生，骨折线消失；介固定系统固定位置好，固定可靠无松动，螺钉在位，长度适中

4.4 小结

本章以羊的胫骨为实验对象，设计制造了羊胫骨专用介固定器材，并进行了动物实验验证。实验表明：介固定系统操作简便，且体积小便于术后包扎；骨折固定效果良好，实验动物麻醉清醒后即可恢复站立并行走。术后第 1 天和术后 1 个月 X 线片对比显示：骨折固定良好，术后 1 个月骨折线消失，较多骨痂产生，基本达到临床愈合。动物实验结果进一步验证了介固定系统治疗骨折的可行性，同时，间接证明了有限元分析在上述实验验证方面的有效性。

2

第二部分

介固定技术临床应用

第五章 上肢骨折与脱位

5.1 锁骨骨折

5.1.1 锁骨骨折概述

锁骨骨折约占全部骨折的 2.6% ～ 12%，占肩部骨折 44% ～ 66%；锁骨中段骨折最常见，约占所有锁骨骨折的 80%（图 5.1.1）；目前，越来越多的学者主张锁骨骨折进行手术治疗。

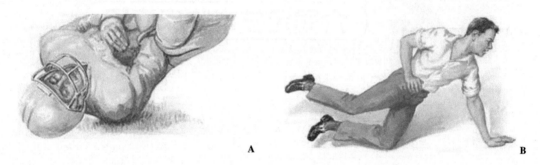

图 5.1.1 常见锁骨损伤机制 A.摔倒肩部着地；B.上肢伸直跌倒手掌撑地，应力通过上肢传导，致锁骨骨折

锁骨骨折的手术目的：①恢复胸锁关节、肩锁关节、喙锁韧带等结构的稳定性；②恢复锁骨正常形态及其吊臂的功能；③尽早恢复肩关节的活动功能（图 5.1.2）。

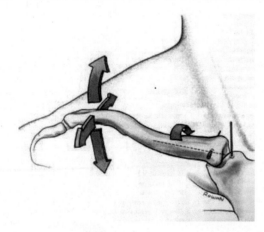

图 5.1.2 锁骨、胸锁关节的运动

锁骨骨折的传统手术治疗通常采取切开复位内固定术，用钉板系统（图 5.1.3）或髓内钉（图 5.1.4）进行固定。外固定支架也有报道，但较少使用。

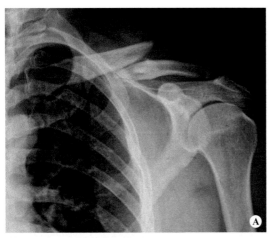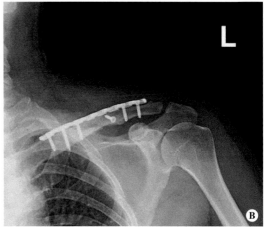

图 5.1.3　锁骨骨折的传统治疗方法之一：钉板系统　A. 手术前；B. 手术后

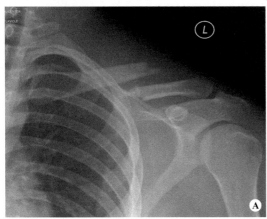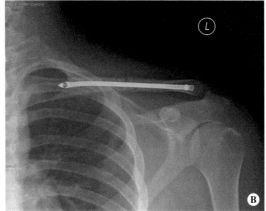

图 5.1.4　锁骨骨折的传统治疗方法之二：髓内钉　A. 手术前；B. 手术后

　　锁骨骨折的手术并发症主要有骨不连、畸形愈合、血管神经损伤等。锁骨中部主要由骨膜来源的血管滋养，手术中应尽量减少骨膜剥离，减少血供破坏。此外，锁骨骨折的手术瘢痕也是影响病人治疗满意度的重要因素之一（图 5.1.5～图 5.1.7）。

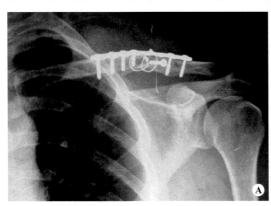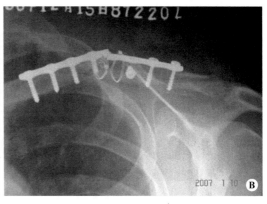

图 5.1.5　锁骨骨折骨不连，致钢板断裂　A. 手术后 X 线片；B. 复查时发现钢板断裂

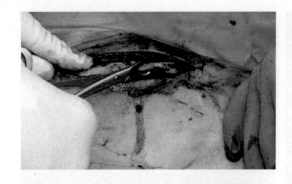

图 5.1.6 锁骨骨折术中应尽量避免剥离肌肉附着点和骨膜，最大程度保留骨折块血运

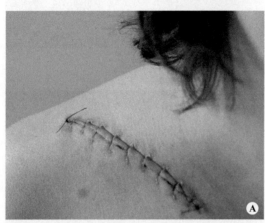
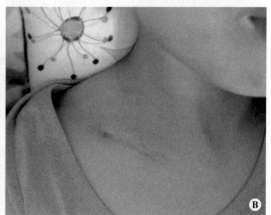

图 5.1.7 锁骨骨折术后瘢痕 A. 手术切口；B. 术后瘢痕

5.1.2 介固定技术治疗锁骨骨折概述

介固定技术治疗锁骨骨折的原理：利用微创小切口复位骨折断端，根据锁骨外形来设计架体的形状，选择合适的架体置于皮肤外，保证皮肤不受压的情况下，尽可能缩短与皮肤距离，在骨折端两侧分别拧入适量的螺钉，完成固定。定期随访复查，逐步去除螺钉，即可实现无内置物存在的微创治疗（图 5.1.8）。

主要优势：相比传统锁骨骨折切开复位钢板螺钉内固定术，介固定技术在精准复位的同时，可以更加注重切口处的美观。包括微创切口的选择、架体颜色的设计等，体现出生物 - 社会 - 心理的新型医学模式。

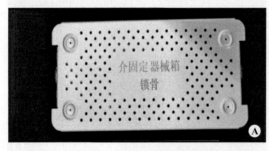
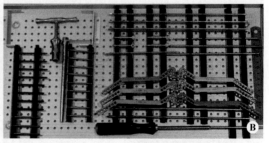

图 5.1.8 介固定手术器械及手术箱 A. 介固定器械箱；B. 器械箱内置 2.5mm 克氏针，第一代介固定外固定架，快速连接手柄，锁定螺丝钉及长度标尺

5.1.3 介固定技术治疗锁骨骨折典型病例

典型病例：女性，39 岁，车祸伤。左锁骨中段骨折，骨折断端移位明显，向上成角，皮质骨连续性中断。图 5.1.9～图 5.1.26 为诊治过程。

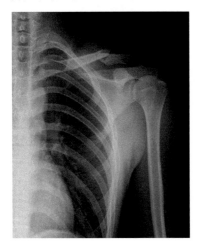

图 5.1.9 锁骨骨折典型病例

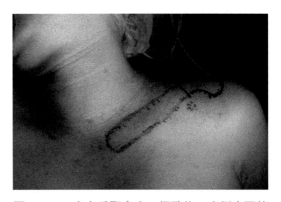

图 5.1.10 病人采取全麻，仰卧位，患侧肩下垫高，画出锁骨外形及锁骨骨折断端的具体位置，为手术做术前设计

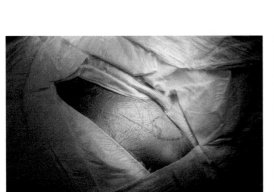

图 5.1.11 按设计的切口及外固定的位置，预留手术区域，进行常规消毒铺单，同时放置透视机，确保术中能够获得良好的透视影像

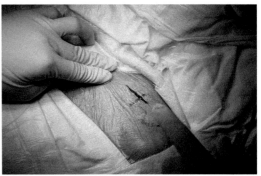

图 5.1.12 在骨折断端处做 3～4cm 的手术切口，切口位于锁骨的前下方，主要是考虑尽量能够在放置外固定架后仍然能够看到伤口，便于后期换药及观察

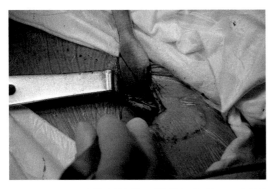

图 5.1.13 用小骨撬拉钩显露骨折断端，可见骨折断端为简单骨折，没有明显的碎骨块，解剖复位骨折断端

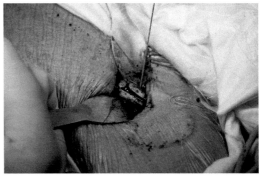

图 5.1.14 用空心钉导针进行临时固定骨折端，在骨折两端的中心位置，用 2.5mm 的空心钉导针进行固定

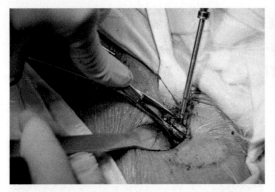

图 5.1.15　沿克氏针进行电钻扩孔操作，后拧入粉红色空心钉，空心钉拧入到与骨面平齐，固定好后撤出克氏针，固定骨折断端

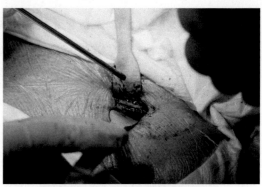

图 5.1.16　同样方法拧入第二枚空心钉，做加强固定，后撤掉克氏针。同时检查骨折断端固定的强度及稳定性

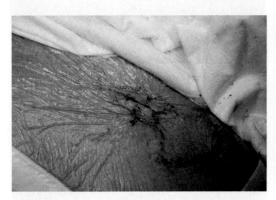

图 5.1.17　透视确认骨折复位良好，无头钉长度及位置正常后，冲洗伤口，关闭伤口

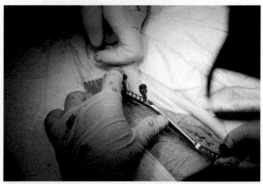

图 5.1.18　锁骨外固定架上套筒后，放置于锁骨表面，透视下确定并选择所使用的外固定的长度及固定针的具体位置

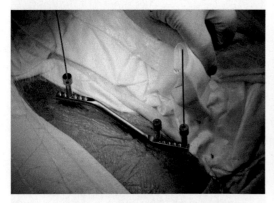

图 5.1.19　用克氏针临时固定外架于锁骨上，锁骨外固定架位于锁骨的前方，与皮肤表面平行，要求两端的每一枚螺丝钉都能打在骨干上

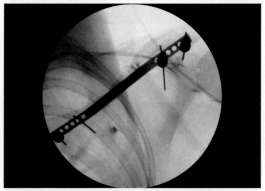

图 5.1.20　透视下可以很好地帮助确认外固定架与锁骨的关系。主要的要求是既不能压皮肤，又不能远离皮肤，还要保证每一枚螺丝钉都能打到锁骨上

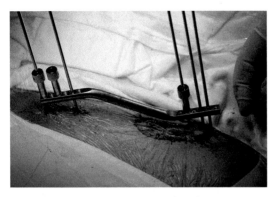

图 5.1.21 如果没有把握可以先用克氏针进行固定，透视确认上述要求都达到后，再更换成螺丝钉固定

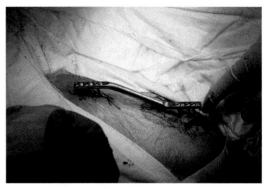

图 5.1.22 克氏针更换成螺丝钉后，可见外固定架位置良好，与皮肤之间有充分的间隙，防止压皮肤导致皮肤问题，外固定又贴皮固定，表面光滑，不妨碍颈部及下颌的活动，这是传统锁骨外固定架的主要问题

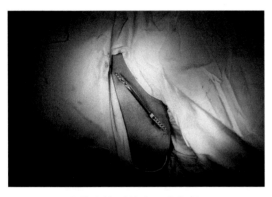

图 5.1.23 安装完毕后的介固定架体正面观

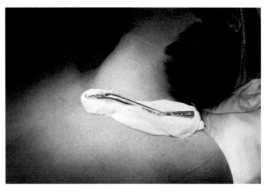

图 5.1.24 锁骨介固定是一种新型外固定装置，它与传统外固定架比较，具有小巧、美观、轻便，不影响颈部及下颌活动的效果，病人及医生容易接受

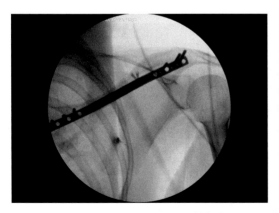

图 5.1.25 术后再次通过透视确认骨折复位及固定的情况，可见骨折复位良好，看不到骨折线，两枚无头钉固定及位置良好，外固定位置正常，固定可靠

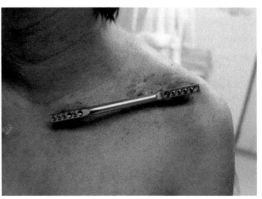

图 5.1.26 1 个月后病人复查外像，可见外固定固定位置良好，伤口正常愈合，钉道无感染征象，已经可以正常工作，对日常生活无影响，病人对治疗满意

5.2 肩锁关节脱位

5.2.1 肩锁关节脱位概述

肩锁关节脱位常由自上而下暴力作用于肩峰所致。该损伤机制常导致锁骨骨折，如锁骨未骨折，则肩锁、喙锁韧带断裂。该部位其他结构损伤还可包括三角肌和斜方肌锁骨附着点的撕裂，肩峰、锁骨和喙突骨折，肩锁纤维软骨的撕裂和肩锁关节软骨骨折（图 5.2.1）。

肩锁关节脱位的手术目的：①观察损伤情况，去除骨折碎片及其他阻碍复位的因素；②修复喙锁、肩锁韧带，并进行牢固固定；③尽早恢复肩关节的活动功能。

肩锁关节脱位的治疗包括非手术治疗和手术治疗两种，对于肩锁关节移位过大的，建议行手术复位和内固定。传统的手术固定方法包括克氏针固定、钉板系统、喙锁关节固定器等（图 5.2.2～图 5.2.4）。

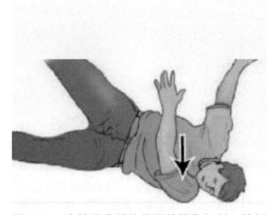

图 5.2.1　肩锁关节脱位常见的损伤机制：摔倒肩部着地

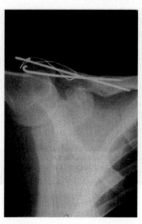

图 5.2.2　肩锁关节脱位的传统治疗方法之一：克氏针固定

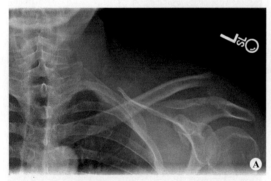

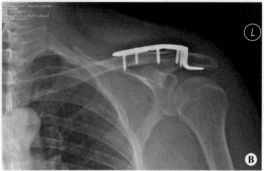

图 5.2.3　肩锁关节脱位的传统治疗方法之二：钉板系统固定　A. 手术前；B. 手术后

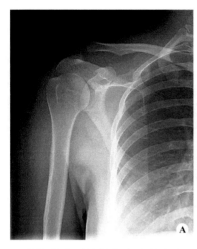
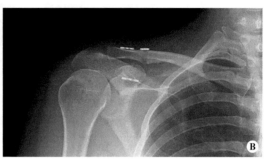

图 5.2.4　肩锁关节脱位的传统治疗方法之三：喙锁关节固定器　A. 手术前；B. 手术后

5.2.2　介固定技术治疗肩锁关节脱位概述

　　介固定技术治疗肩锁关节脱位的原理：按设计切口切开皮肤并暴露肩锁关节并修复，重建喙锁、肩锁韧带，缝合完切口后，选择合适的"L"形介固定架体置于肩锁关节处，分别将锁定螺钉穿过架体均匀拧入肩峰和锁骨远端的骨质内，完成肩锁关节的固定。

　　主要优势：该技术可以在精准复位肩锁关节、修复关节囊和喙锁、肩锁韧带的同时，在不损伤肩锁关节及其附属结构的情况下，完成肩锁关节的牢固固定。可以避免锁骨钩钢板带来的关节损伤、切口长、术后疼痛及术后再取出等问题，从而改变内固定钢板治疗脱位的治疗现状。

5.2.3　介固定技术治疗肩锁关节脱位典型病例

　　典型病例：男性，60 岁，左侧肩锁关节脱位。图 5.2.5 ～图 5.2.39 为诊治过程。

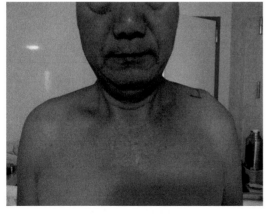
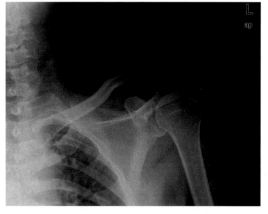

图 5.2.5　左侧肩锁关节脱位，两侧肩部对比可见左侧肩部外侧明显隆起，两侧不对称，局部稍肿胀，压痛明显，琴键征阳性

图 5.2.6　X 线片显示左侧肩锁关节脱位，分型为三度肩锁关节脱位，肩锁关节的锁骨端向上明显移位，喙锁韧带间隙距离加大

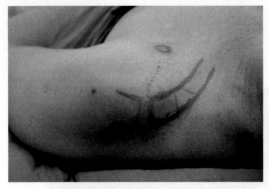

图 5.2.7　全身麻醉，病人平躺在手术台上，患侧垫高。画线笔标记局部的骨性标记，如外侧的肩峰、内侧的锁骨远端、肩锁关节及内下方的喙突

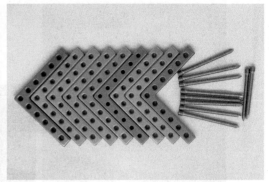

图 5.2.8　肩锁关节脱位手术专用的介固定外架，主要包括："L"形的架体和锁定螺丝钉，架体的"L"形状可以很好地固定肩峰与锁骨远端

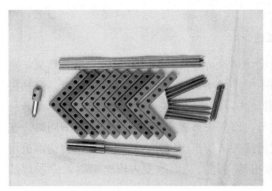

图 5.2.9　肩锁关节手术配套器械包括：相应尺寸电钻的钻头及克氏针若干，介固定专用导向器，快速连接改锥头以及锚钉等常规手术器械

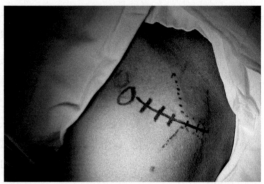

图 5.2.10　常规消毒铺单，画切口，切口位于肩锁关节处，向喙突方向延长 2 ～ 3cm，切口总长度约为 3 ～ 4cm

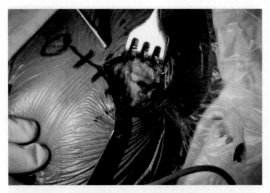

图 5.2.11　切开皮肤皮下即可见撕裂的肩锁关节，关节囊明显撕裂，可见明显的破裂间隙，关节脱位及移位明显

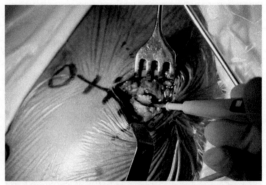

图 5.2.12　清理毁损的关节盘及关节内的失活组织，冲洗关节内的组织残渣及坏死组织，同时确认关节软骨损伤情况，关节软骨有明显损伤

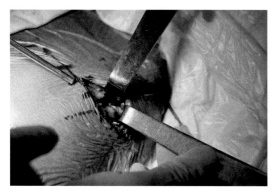

图 5.2.13　脱位的肩锁关节已经彻底探查清理完毕，这是手术的第一步，等待修复手术

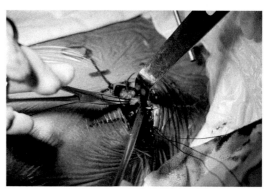

图 5.2.14　首先在撕裂的浅层筋膜等软组织处预置牵引线即缝合线，先不打结做牵引线用，然后修复深部的肌腱及相应的断裂组织

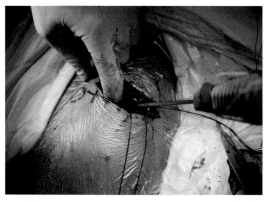

图 5.2.15　用锚钉进行喙锁韧带、肩锁韧带的修复，图示可见用锚钉把持器，将锚钉准确地置入肩峰及锁骨远端及喙突的骨质内

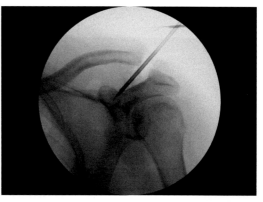

图 5.2.16　电视透视可以很好地帮助确认锚钉的位置是否正确。透视下可见锚钉置入喙突内的位置准确无误

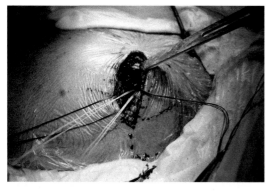

图 5.2.17　用锚钉把持器，将锚钉准确地置入肩峰及锁骨远端的骨质内，去除把持器将锚钉线留置备用

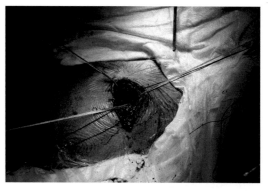

图 5.2.18　同样方法将锚钉置入喙突骨质内，检查锚钉固定的强度，三个线分别代表喙突、肩峰、锁骨远端的三个锚定点

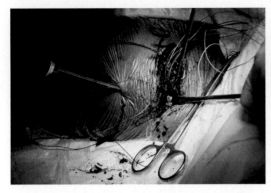

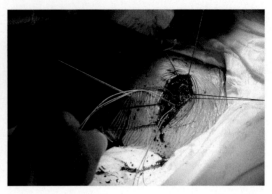

图 5.2.19　三个留置锚钉线留置好后，用克氏针临时固定肩锁关节，使肩锁关节达到解剖复位，注意关节前后及上下方向的移位。一定不要过早地用克氏针固定关节，防止内部组织修复困难，一定是由内向外逐层修复

图 5.2.20　收紧并打结，固定肩锁韧带和喙锁韧带

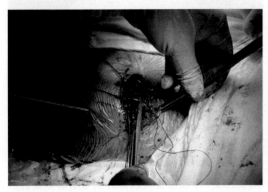

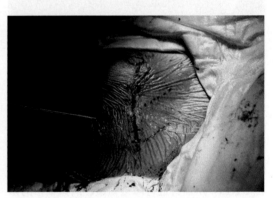

图 5.2.21　深层肌腱及韧带组织修复完成后再修复表浅的关节囊、深筋膜等软组织，如图所示正在缝合关节囊的浅层

图 5.2.22　最后缝合皮下组织严密对合皮肤

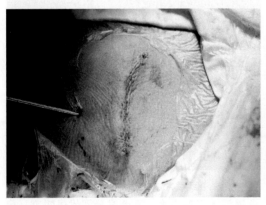

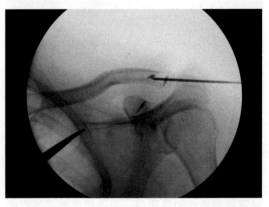

图 5.2.23　由于是微创手术，所以可以选择美容缝合线缝合皮肤，目的是不用拆线，对于病人来说更加美观

图 5.2.24　再次在电视透视下确认，肩锁关节复位的情况及锚钉修复的情况

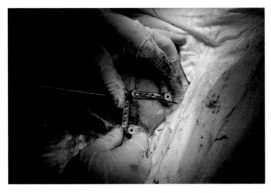

图 5.2.25 根据骨骼的大小选择合适的介固定外架，放置于肩锁关节的表面，以克氏针临时固定介固定外架，根据切口及骨性标记的位置帮助确定外架的位置，要求是外固定架的螺丝钉能够均匀置入肩峰和锁骨远端的骨质内

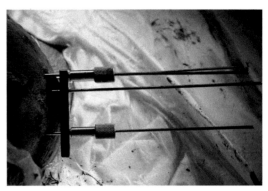

图 5.2.26 同时也要注意架体与皮肤之间的距离，防止架体压伤局部的皮肤，一般的距离是 1cm 左右，可以用止血钳加持在皮肤与架体之间，达到此目的

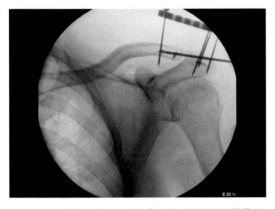

图 5.2.27 电视透视下确认介固定外架的位置是否正确，主要是将外架放置于合适的位置，确保架体的螺丝钉能够均匀地固定于肩峰和锁骨远端上

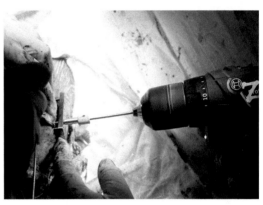

图 5.2.28 位置确定好后，在介固定导向器的引导下，用电钻打孔，将克氏针逐一换成锁定螺丝钉

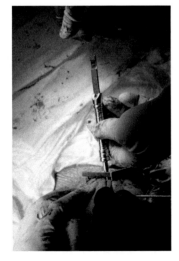

图 5.2.29 打孔后进行精确的深度测量，可以防止螺钉过深损伤深部组织

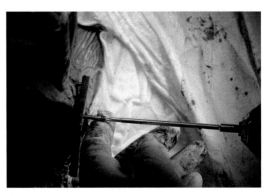

图 5.2.30 选择合适螺丝钉拧入，可以用手动拧入也可以选择电钻拧入，介固定螺钉螺纹设计较细，支持电钻拧入操作

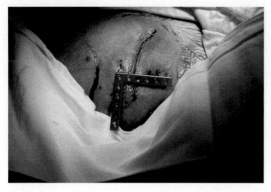

图 5.2.31　操作完成后去除肩锁关节临时固定的克氏针，由上面观可见介固定外架固定位置好，固定可靠

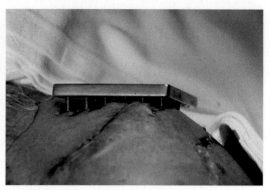

图 5.2.32　前面观可见架体距离皮肤距离很近，能够很好地做到贴皮固定，架体小巧，对于病人头颈部运动没有影响

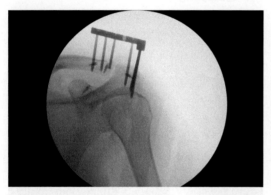

图 5.2.33　通过电视透视下确认肩锁关节脱位，关节复位良好，无明显移位，锚钉在位位置理想，介固定外架位置好，固定可靠，螺钉长度适中，透视结果满意

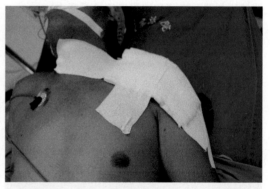

图 5.2.34　由于肩锁关节脱位的介固定外架小巧，可以做到贴皮固定，手术完毕后用优立舒绷带将架体和伤口整体包扎，较传统外架，外形美观，护理方便

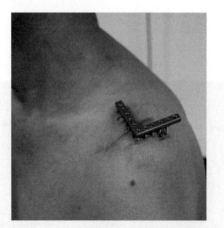

图 5.2.35　术后复查外像，可见局部伤口愈合良好，可见手术瘢痕，肩锁关节外形正常，介固定外架位置好，固定可靠

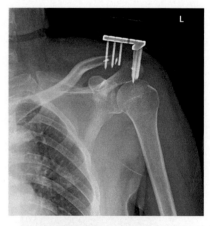

图 5.2.36　术后复查 X 线片，可见肩锁关节脱位术后，关节复位良好，无明显移位，锚钉在位位置理想，介固定外架位置好，固定可靠，螺钉长度适中，术后复查结果满意

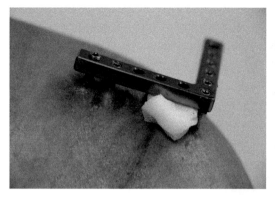 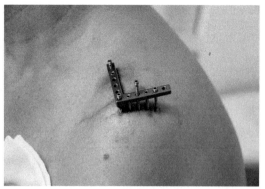

图 5.2.37　术后 6 周复查，可见切口愈合良好，钉道无红肿表现，介固定位置良好。根据复查结果可取出部分螺钉

图 5.2.38　术后 3 个月复查，可去除所有螺钉及架体

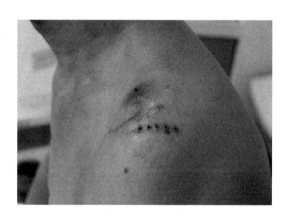

图 5.2.39　去除后可见钉眼情况，创伤小，无需缝合

5.3　肱骨干骨折

5.3.1　肱骨干骨折概述

肱骨干骨折约占全部骨折的 3%～5%，发病年龄分布呈现双峰：20～30 岁和 60～70 岁人群常见，其中年轻人多为车祸等高能量损伤所致，老年人多为跌倒等低能量损伤所致；中段 1/3 处骨折最常见，近端 1/3 处骨折次之；肱骨干骨折容易合并桡神经损伤，出现桡神经麻痹，发病率占骨折的 12%（图 5.3.1）。

肱骨干骨折的手术目的：①纠正肱骨干旋转、短缩及成角畸形；②恢复血运及神经的连续性。

肱骨干骨折的传统治疗方法包括：钉板系统、髓内钉和外固定架（图 5.3.2～图 5.3.4）。其中，髓内钉多适用于肱骨干中段及近端骨折，钉板系统多适用于肱骨干远端骨折。

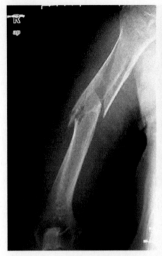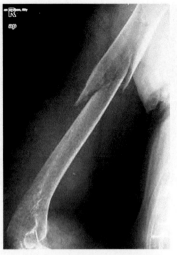

图 5.3.1　肱骨干骨折

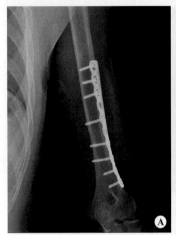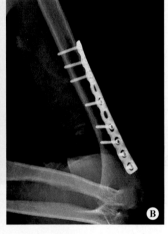

图 5.3.2　肱骨干骨折的传统治疗方法之一：钉板系统　A. 术后正位片；B. 术后侧位片

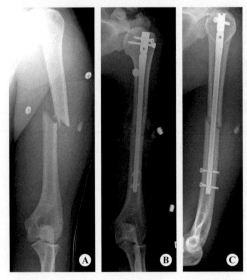
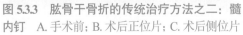

图 5.3.3　肱骨干骨折的传统治疗方法之二：髓内钉　A. 手术前；B. 术后正位片；C. 术后侧位片

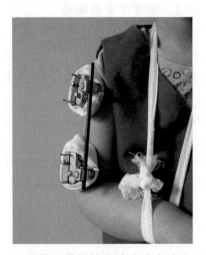

图 5.3.4　肱骨干骨折的传统治疗方法之三：外固定架

肱骨干骨折的手术并发症主要有骨不连及桡神经麻痹等（图 5.3.5～图 5.3.8）。

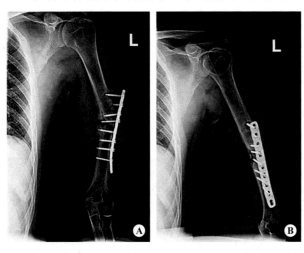

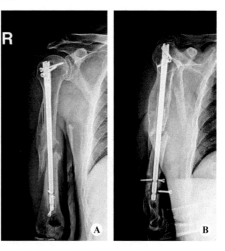

图 5.3.5 肱骨干骨折钢板固定术后骨不连 A. 正位片；B. 侧位片

图 5.3.6 肱骨干骨折髓内钉固定术后骨不连 A. 正位片；B. 侧位片

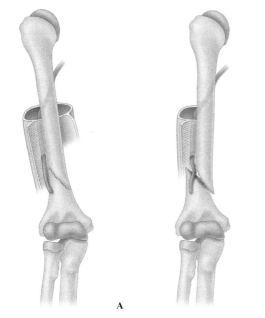

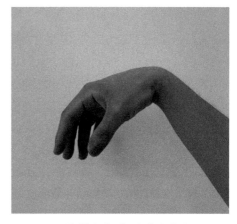

图 5.3.7 桡神经在上臂的下 1/3 处穿过外侧肌间隔的时候活动度最小，骨折及复位时易于损伤 A. 桡神经与肱骨毗邻关系示意图；B. 肱骨下 1/3 骨折移位易致桡神经损伤

图 5.3.8 桡神经损伤后特有体征——垂腕畸形

5.3.2 介固定技术治疗肱骨干骨折概述

介固定技术治疗肱骨干骨折的原理：根据骨折的位置设计切口，完成骨折的解剖复位并临时固定或加压螺钉固定，选择长度合适的介固定架体及螺钉，以骨折线为中点，分别固定两骨折端，避开主要肌肉及重要神经血管。依靠架体和螺钉的锁定结构，实现骨折端的持续稳定。

主要优势 1：在治疗肱骨干中段及近端骨折方面，该技术可以直接避免髓内钉固定所带来的肩关节损伤，包括肩袖损伤、关节囊损伤、关节面破坏等，以及所引起的术后肩关节功能受限、远期疼痛等并发症；也可以大大降低髓内血供破坏引起的骨折不愈合、断端吸收等并发症的发生率。

主要优势2：在治疗肱骨干远端骨折方面，传统治疗方式多为切开复位钢板螺钉内固定术，该技术存在切口长、创伤大、钢板位置安放困难、钢板断裂失效、桡神经损伤等缺点，介固定技术通过体外固定和小切口复位的固定方式，结合其高强度稳定结构的特点，从而避免了不必要的扩大切口、过多的骨膜和软组织剥离、桡神经的探查及钢板螺钉的远期疲劳等问题的出现。

5.3.3 介固定技术治疗肱骨干骨折典型病例1

典型病例：男性，55岁，车祸伤，左肱骨干近端骨折。图5.3.9～图5.3.31为病例1诊治过程。

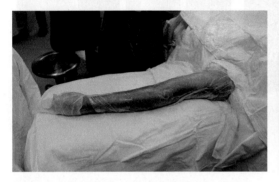

图5.3.9 全身麻醉，常规消毒铺单，患肢外展放置于透视桌上

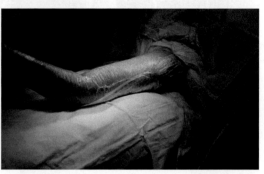

图5.3.10 切口设计：以骨折为中心在肱骨干的前外侧做一5cm的手术切口，前外侧很重要，主要是便于复位固定骨折，同时避开外架放置的位置

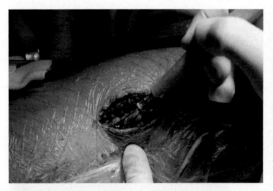

图5.3.11 沿设计的切口线切开皮肤皮下，切开深筋膜，切口于肱骨干的前外侧，显露肱肌

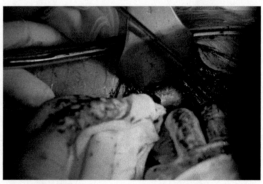

图5.3.12 用止血钳或剥离子钝性劈开肱肌，显露骨折断端

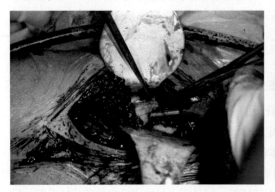

图5.3.13 彻底清理骨折断端，特别是清理嵌顿在断端的骨膜和肌肉组织，同时打通髓腔，图示用细剥离子打通上下的髓腔

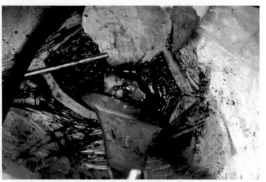

图5.3.14 解剖复位骨折断端，由于骨折为简单骨折，治疗的原则是解剖复位，断端加压，坚强固定

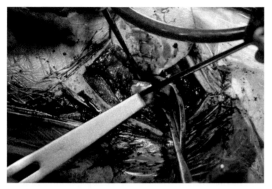

图 5.3.15 解剖复位后，用大号持骨器，夹持骨折断端，一方面帮助临时固定骨折断端，另一方面也可以起到骨折断端加压的效果

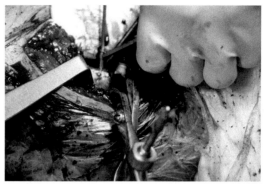

图 5.3.16 垂直于骨折线，在距离骨折边缘三倍直径距离的地方钻孔，钻孔用拉力螺钉导向器辅助下进行，如图所示

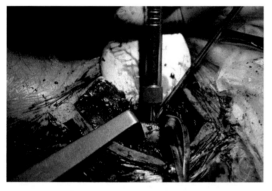

图 5.3.17 常规测深，埋头器埋头处理，拉力螺钉钉孔

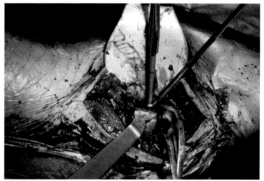

图 5.3.18 根据测量的结果，拧入拉力螺钉，此时必须注意最后拧紧螺钉的力度，防止过度用力导致骨折，一般三个指头拧不动即可

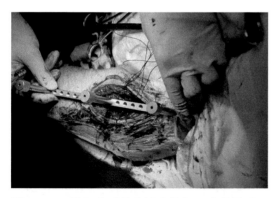

图 5.3.19 选择合适的介固定外架，术前通过 X 线片，提前测量选择合适的介固定外架的长度，术中通过透视再次确认

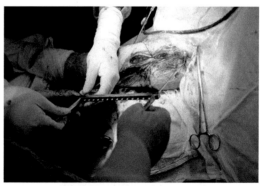

图 5.3.20 首先将介固定外架放置于肱骨干的外侧，架体与皮肤平行，用克氏针通过导向器临时固定介固定外架在肱骨干上，此时注意皮肤的位置，方法是用粗针大线临时关闭切口，使得置入外架后不影响切口的关闭

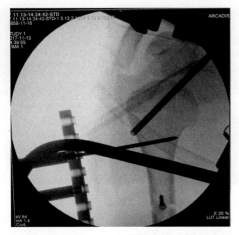

图 5.3.21   电视透视下确认介固定外架的位置，由于介固定外架较长，分段透视确认，首先确认肱骨干近端架体的位置，确保肱骨干近端能够打入三枚螺钉

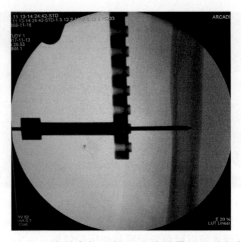

图 5.3.22   然后电视透视下确认肱骨干远端架体的位置，确保肱骨干远端也能够打入三枚螺钉，同时确认骨折复位情况及拉力螺钉的情况

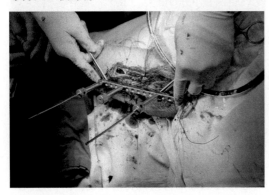

图 5.3.23   此时应该同时注意调整介固定外架的高度，即防止外固定架压迫下方的皮肤，方法是，用扣扣钳夹持在皮肤与架体之间

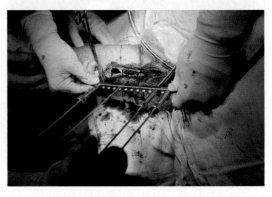

图 5.3.24   将所有需要置钉的钉孔均用克氏针经过导向器打入，确保每一枚螺钉都能够打到骨头上，在打入克氏针前将切口临时关闭，防止外架置钉后关闭切口困难

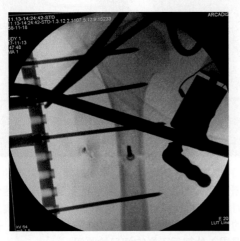

图 5.3.25   再次在电视透视下确认外架的位置，及每一枚克氏针的位置及长度。正位像显示，架体位置正确，克氏针正位，长度适中。同时检查骨折正位复位的情况及拉力螺钉长度及位置

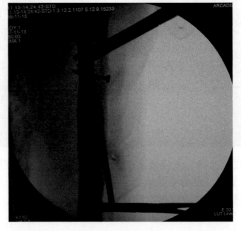

图 5.3.26   侧位像电视透视下显示介固定外架的位置居中，每一枚克氏针的位置正确，同时检查骨折侧位复位的情况及拉力螺钉长度及位置

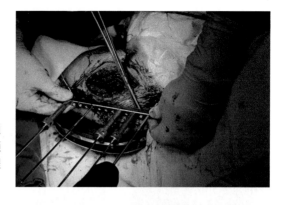

图 5.3.27 电视透视下反复确认无误后，常规通过测深，攻丝等操作，逐个将克氏针替换成锁定螺钉，介固定由于是细螺纹设计，支持全程电钻操作，操作速度明显加快

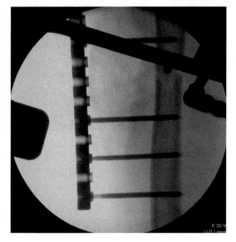

图 5.3.28 介固定外架锁定螺钉全部更换完成以后，通过电视透视下进行最后确认，肱骨干远端透视像显示，骨折复位好，拉力螺钉固定确实可靠。介固定外架固定可靠，位置正确，各枚锁定螺钉均匀分布，长度适中，固定效果满意

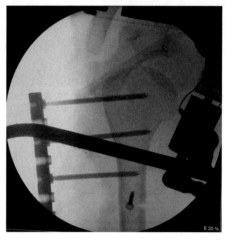

图 5.3.29 肱骨干近端透视像也显示，介固定外架固定可靠，位置正确，近端各枚锁定螺钉均匀分布，长度适中，固定效果满意

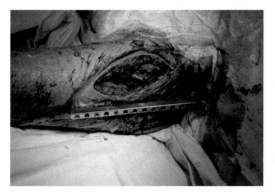

图 5.3.30 介固定外架固定完成后，大量生理盐水反复冲洗伤口，准备关闭伤口

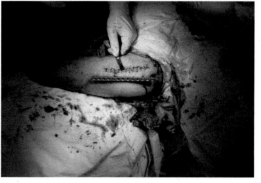

图 5.3.31 间断逐层关闭伤口。介固定即可以通过小切口拉力螺钉精准复位固定骨折，同时又能通过外固定微创固定骨折，是微创与精准的有机统一，是一种新型骨折固定方法

5.3.4 介固定技术治疗肱骨干骨折典型病例 2

肱骨干远端骨折典型病例，男性，24 岁，车祸伤。图 5.3.32～图 5.3.58 为病例 2 诊治过程。

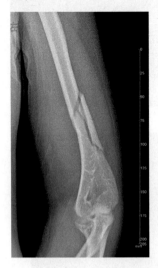

图 5.3.32 左肱骨干远端骨折，B 型骨折，可见大蝶形骨折块，骨折轻度移位，成角畸形不明显

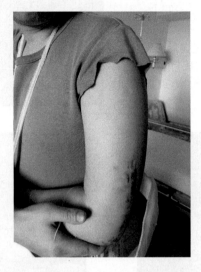

图 5.3.33 肱骨远端可见大面积皮下淤血，局部肿胀明显，属于高暴力损伤

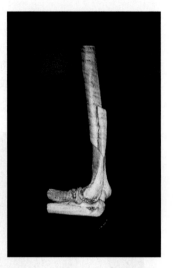

图 5.3.34 CT 三维重建显示骨折，肱骨干远端骨折，骨折区域较长，为大螺旋形，存在一块大的蝶形骨折块，面积较大，需要固定

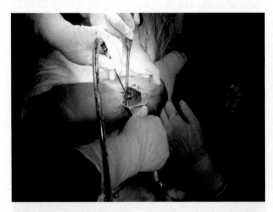

图 5.3.35 在肱骨干远端背侧，以骨折端为中心，做一 5cm 的切口，切开皮肤皮下，显露骨折断端。注意桡神经的位置防止损伤桡神经

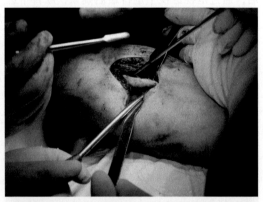

图 5.3.36 显露骨折断端，清理嵌顿在骨折断端的肌肉、骨膜及其他软组织，尽量保护蝶形骨折块的血运

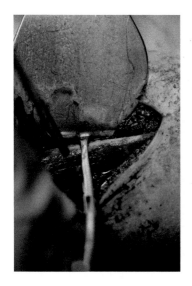

图 5.3.37　由于骨折是 B 型骨折，骨折块较大，属于简单骨折范畴，解剖复位骨折是原则，复位顺序是先复位一端即把 B 型骨折变成 A 型骨折，再进行最后的固定

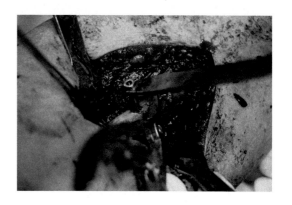

图 5.3.38　拉力螺钉的固定，必须严按照操作标准进行，如图所示，必须用拉力螺钉导向器进行钻孔，先打滑动孔，再打对侧的皮质孔。图中正在进行滑动孔的钻孔

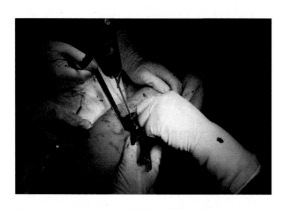

图 5.3.39　拉力螺钉必须进行精密设计，争取一次成功，反复钻孔容易导致再骨折的发生，钻孔处必须距离骨折线超过螺钉直径的三倍，否则也会导致骨折的发生。图中正在通过导向器进行对侧皮质孔的钻孔

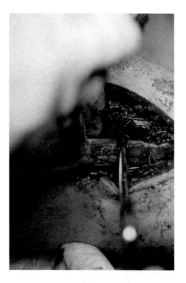

图 5.3.40　垂直于骨折线，用拉力螺钉进行骨折块的固定。如图所示，同时需要进行攻丝，此处的骨质坚硬

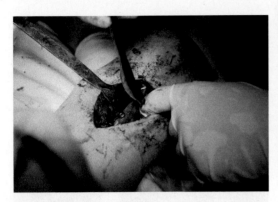
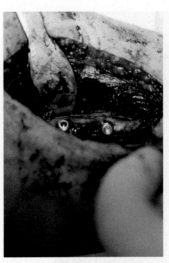

图 5.3.41   拧入合适长度的拉力螺钉。在进行拉力螺钉操作的过程中，埋头器埋头也是必要的

图 5.3.42   同样方法进行另外两枚拉力螺钉的骨折固定，要求拉力螺钉分布均匀，一般位于骨折块的中心区域，并且能够产生足够的强度，在骨折断端能够产生有效的加压

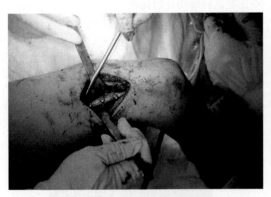
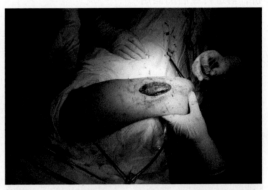

图 5.3.43   用三枚拉力螺钉将骨折解剖复位，并完成了骨折断端的加压固定

图 5.3.44   切口位于骨折端处，长度 5cm，位于上臂的后侧，不影响介固定外架的放置

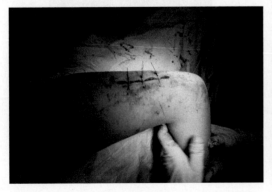
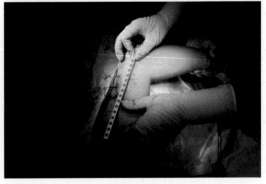

图 5.3.45   粗针大线简单缝合对合伤口，可以防止介固定外架置钉时对皮肤的牵扯

图 5.3.46   根据骨折的类型及骨折的长度及累及的区域大小，选择合适长度的介固定外架，提前将介固定外架，放置于切口旁边，透视下帮助确认也是一种办法

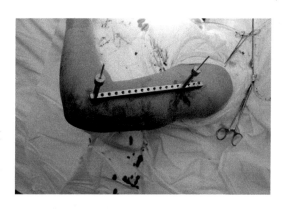

图 5.3.47 首先用两枚直径 3.5mm 的克氏针，在介固定外架两端通过导向器将外架固定在肱骨干上，此时应该同时调整架体与皮肤间的距离，防止压迫皮肤，此时架体位于肱骨干的外侧与矢状面上

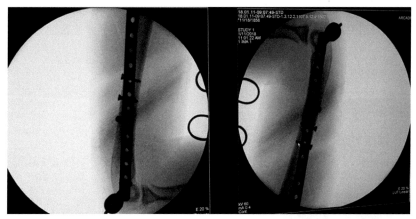

图 5.3.48 电视透视下确认架体的位置，特别是远端架体的位置，主要是确认远端三枚钉子是否能够准确置入，所以远端钉子是要首先考虑并先置入的

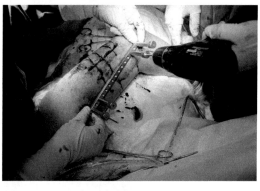

图 5.3.49 第一枚钉子打在肱骨干的近心端，钉子居中打在肱骨干上，架体平行于局部的皮肤，距离约 1～2cm；然后调整架体的位置，确保远端几枚螺钉的准确打入

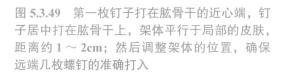

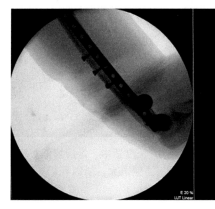

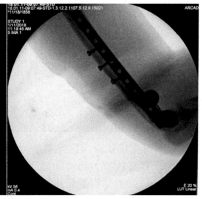

图 5.3.50 再次电视透视下确认远端的螺钉准确打入，即远端的几枚钉子都能打在肱骨上，主要是因为远端相对于近心端更薄，有一个骨嵴，不好打入，此时用尖的克氏针，逐个在套筒的导向下试探是必要的，这是这个手术的难点之一

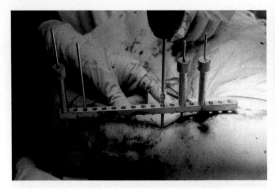

图 5.3.51　在保持架体与皮肤之间的距离及架体的位置正确的前提下，将克氏针逐个替换成螺钉，此时置钉操作时应该注意保护软组织

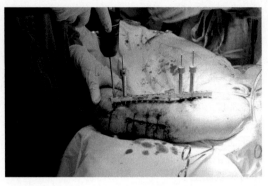

图 5.3.52　由于克氏针与螺钉直径接近，置钉操作支持电钻操作，这是介固定外架的优点之一，可以明显地提高置钉速度，但是应该注意保护钉道周边的软组织

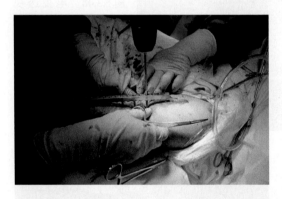

图 5.3.53　同样方法逐一置入各个螺钉，由于克氏针钉孔与螺钉直径接近，置钉操作可以用电钻完成

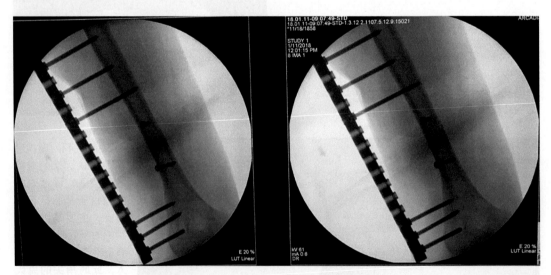

图 5.3.54　最后通过电视透视下再次确认介固定外架的位置正确，螺钉的长度适中，骨折解剖复位，拉力螺钉的位置长度正确，由于有三枚拉力螺钉的加压固定骨折断端，强度很大，所以我们选择介固定外架的半皮质固定，特别是远端的螺钉要防止进入关节

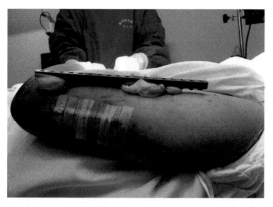

图 5.3.55 由于是微创手术，切口采取美容缝合，用切口拉膜固定皮肤。架体与皮肤间保持一定距离，2～3cm 即可，太远太近都不好，之间可以用酒精纱布隔开

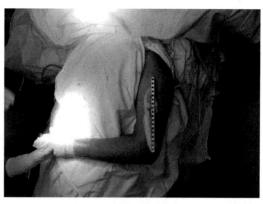

图 5.3.56 侧位像可见介固定架体位于上臂的外侧，贴皮固定，小巧美观，这是介固定的另外一个优势，护理方便，病人感觉舒适，医生操作简便，是一种新型骨折固定方式

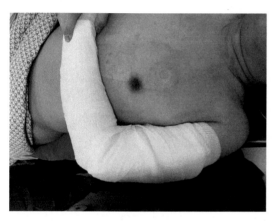

图 5.3.57 由于介固定的贴皮固定及小巧的优点，可以将架体一体进行敷料包扎，避免了传统外架笨重、难看等缺点

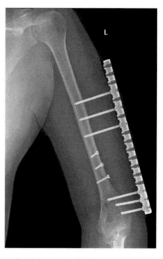

图 5.3.58 术后复查 X 线片，可见骨折解剖复位，仍可见明显的骨折线，三枚拉力螺钉固定的位置正确，长度适中，介固定外架在位，固定可靠

5.4 尺桡骨骨折

5.4.1 尺桡骨骨折概述

尺桡骨骨干骨折约占全部骨折的 0.9%，男女比例约为 2.7∶1；尺桡骨作为一个功能单位共同发挥作用，近年来倾向于将二者的连接关系视为一个关节，因此，前臂骨折应按照关节内骨折处理；尺桡骨单一骨折，常合并韧带损伤和关节脱位，如盖氏骨折（Galaezzi 骨折）、孟氏骨折（Monteggia 骨折）等（图 5.4.1，图 5.4.2）。

尺桡骨骨干骨折的手术目的：①解剖复位（恢复短缩、成角、旋转畸形，恢复桡骨弓）；②坚强内固定；③早期行功能锻炼。

尺桡骨骨干骨折的传统治疗方法包括：钉板系统、髓内钉和外固定等。其中，钉板系统治疗是首选方案（图 5.4.3～图 5.4.5）。

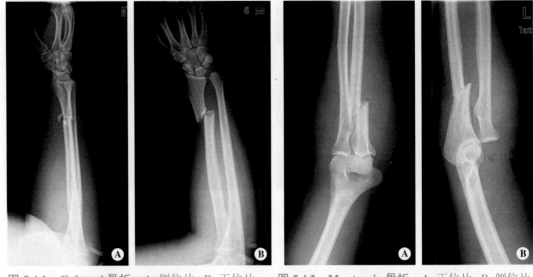

图 5.4.1　**Galaezzi** 骨折　A. 侧位片；B. 正位片　　图 5.4.2　**Monteggia** 骨折　A. 正位片；B. 侧位片

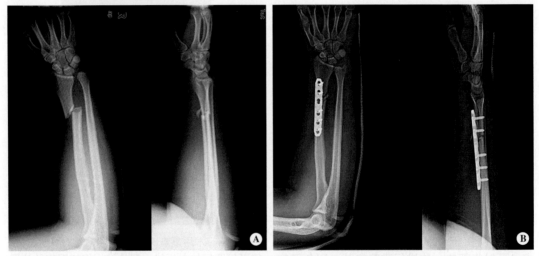

图 5.4.3　使用钉板系统治疗 **Galaezzi** 骨折　A. 术前 X 线片；B. 术后 X 线片

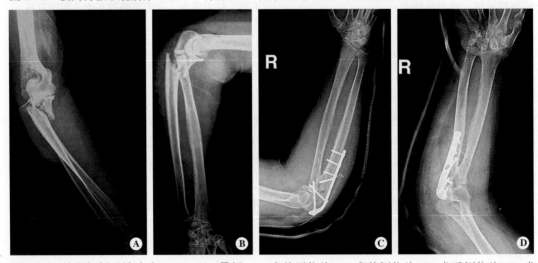

图 5.4.4　使用钉板系统治疗 **Monteggia** 骨折　A. 术前正位片；B. 术前侧位片；C. 术后侧位片；D. 术后正位片

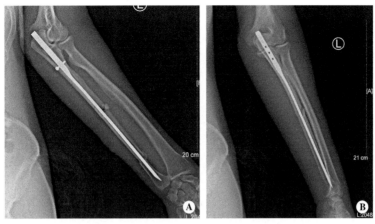

图 5.4.5　使用髓内钉治疗尺骨骨干骨折　A. 术后正位片；B. 术后侧位片

尺桡骨骨干骨折的手术并发症主要包括术后上、下尺桡关节不稳、不愈合、畸形愈合或交叉愈合等（图 5.4.6 ～图 5.4.8）。

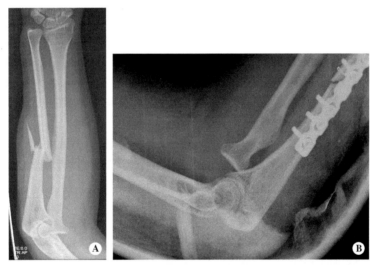

图 5.4.6　**Monteggia** 骨折术后上尺桡关节不稳，桡骨小头仍然脱位　A. 术前 X 线片；B. 术后 X 线片

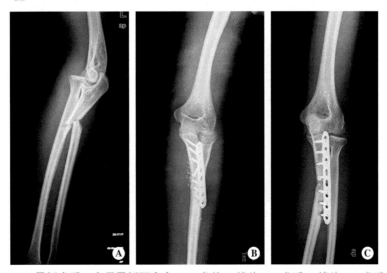

图 5.4.7　**Monteggia** 骨折术后 5 个月骨折不愈合　A. 术前 X 线片；B. 术后 X 线片；C. 术后 5 个月 X 线片

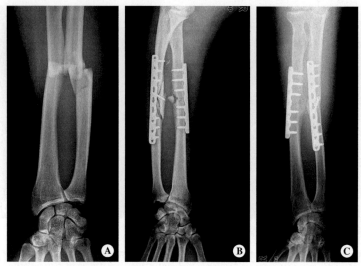

图 5.4.8　尺桡骨中段骨折术后交叉愈合　A. 术前 X 线片；B. 术后 X 线片；C. 术后 14 个月 X 线片

5.4.2　介固定技术治疗尺桡骨骨折概述

介固定技术治疗尺桡骨骨折原理：利用微创切口进行骨折复位后，介固定钢板放置于前臂皮肤外，骨折线对应介固定装置中线，在不影响前臂肌肉活动的前提下拧入锁定螺钉，因尺桡骨为非负重上肢骨，螺钉可不必全部双层皮质固定。骨折线两侧各需至少三枚螺钉把持及固定。

主要优势 1：该技术具有微创、固定可靠、损伤小、不跨关节等特点，架体小巧美观，无需二次行取出手术，利于病人接受。

主要优势 2：该技术尤其适用于儿童前臂尺桡骨骨折，解剖复位的同时，可以避免钢板内置带来的血运破坏、影响骨骼发育、二次取出手术创伤等，也可以避免弹性髓内钉引起的骨折复位不精准、辅助石膏固定、限制周围关节活动及旋转等特点。

5.4.3　介固定技术治疗尺桡骨骨折典型病例 1

典型病例：男性，16 岁，打篮球摔倒致左盖氏骨折。图 5.4.9 ～ 图 5.4.15 为典型病例 1 诊治过程。

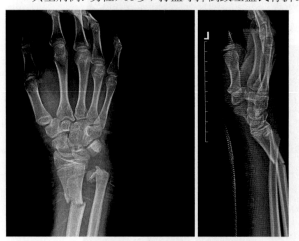

图 5.4.9　正位片显示左桡骨远端骨折，骨折为横行简单骨折，桡骨远端可见明显骨骺线尚未闭合，尺桡关节分离明显，之间可见嵌顿的尺骨头，尺骨头在骨骺平面滑移脱位嵌顿在尺桡关节间隙，侧位片显示骨折向背侧成角移位，尺桡关节向背侧脱位

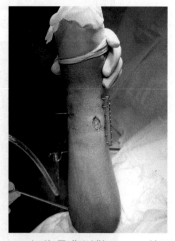

图 5.4.10　经桡骨背侧做一 2cm 的手术切口，解剖复位骨折断端，同时牵引手法配合撬拨复位尺骨头及尺桡关节复位，复位满意后，以克氏针临时固定下尺桡关节；介固定外架于桡骨的外侧固定桡骨远端

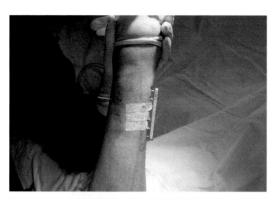

图 5.4.11　透视再次确认骨折解剖复位，下尺桡关节完全复位，尺骨头解剖复位，克氏针位置正确固定可靠后，关闭切口，美容缝合切口，以切口拉膜封闭切口

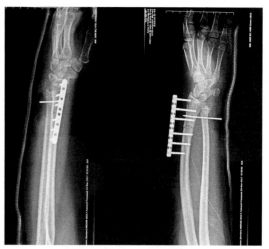

图 5.4.12　术后复查显示，桡骨远端骨折解剖复位，仍可见明显骨折线，尺骨头及下尺桡关节也达到了解剖复位，克氏针临时固定下尺桡关节位置良好在位，介固定外架于桡骨的外侧固定桡骨远端骨折，螺丝钉长度适中，术后复查X线片骨折复位及固定满意

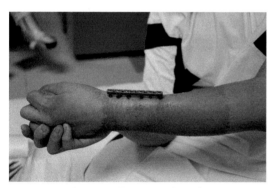

图 5.4.13　术后 4 周复查，外像照片显示，病人腕部无明显畸形，仍有轻度肿胀，介固定固定在位，位置正常，钉道反应不明显。介固定小巧美观轻便，病人感觉舒适，对治疗十分满意

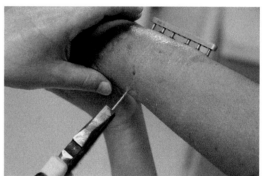

图 5.4.14　术后 6 周拔出克氏针

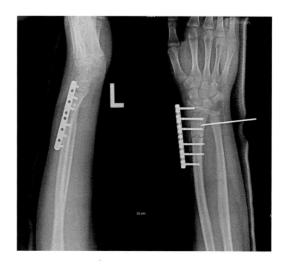

图 5.4.15　X 线提示骨折无移位，骨折线周围可见部分骨痂生长

5.4.4 介固定技术治疗尺桡骨骨折典型病例 2

典型病例：男性，19 岁，右孟氏骨折。图 5.4.16 ～图 5.4.24 为病例 2 诊治过程。

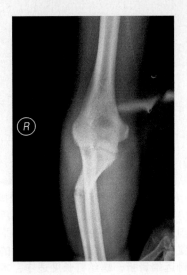

图 5.4.16 X 线正位片显示，右侧尺骨上段骨折，向桡侧成角移位明显，上尺桡关节结构混乱不清，关节不匹配

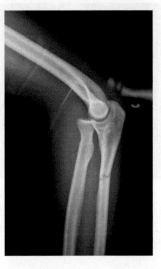

图 5.4.17 X 线侧位片显示，右侧上尺桡关节脱位，关节不匹配，桡骨头向前方脱位，移位明显。尺骨上段骨折，侧位片显示移位不明显，局部软组织影显示肿胀明显

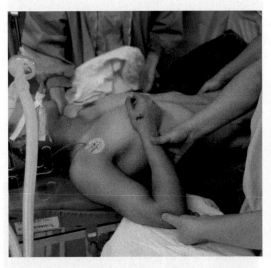

图 5.4.18 全身麻醉，上肢外展放置于透视桌上，上臂上止血带

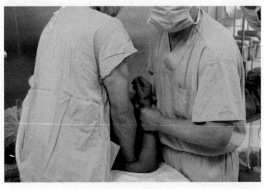

图 5.4.19 麻醉成功后，首先进行手法复位脱位上尺桡关节，主要采取牵引状态下，旋转挤压的方法进行复位操作，多数可以复位，为微创手术奠定基础

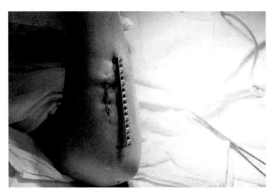

图 5.4.20　首先以骨折为中心，在尺骨的尺侧做一 2cm 的手术切口，切开皮肤皮下，显露骨折断端，清理断端，解剖复位骨折断端，用两枚折断钉固定骨折断端，缝合切口。在尺骨的桡侧放置介固定外架，固定骨折

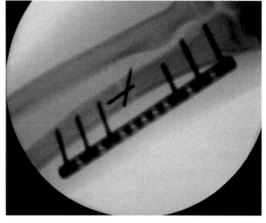

图 5.4.21　电视透视下，可见上尺桡关节对合良好，关节已经完全复位；骨折断端解剖复位，两枚折断钉交叉固定位置好，长度适中。骨折线清晰可见。介固定外架位置良好，固定可靠，各枚螺钉位置好，长度适中

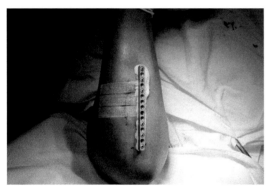

图 5.4.22　切口采取美容缝合，用切口拉膜封闭切口，切口不用拆线。介固定外架固定可靠，体积小重量轻，贴皮固定，病人感觉舒适，便于护理，伤口换药采取与传统外架相似的方法，可以用酒精纱布，分隔包绕包扎，简单方便

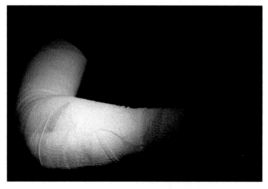

图 5.4.23　由于介固定外架固定体积小重量轻，贴皮固定，可以将架体连同伤口整体包裹，外形美观，便于护理，是一种新型的骨折固定方法

图 5.4.24　术后复查 X 线片显示，骨折复位良好，达到了解剖复位，仍然可见骨折线，折断钉固定确实，固定位置好；介固定外架固定位置正确，螺钉分布均匀，长度适中。上尺桡关节匹配关系好

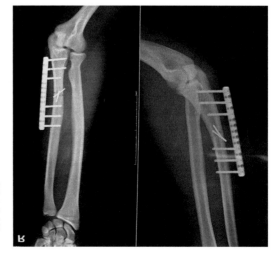

5.5 桡骨远端骨折

5.5.1 桡骨远端骨折概述

桡骨远端骨折是指距离桡腕关节面 2.5cm 以内的骨折；桡骨远端骨折是骨科最常见的损伤，占骨科急诊病人的 17%；常见于年轻的男性和老年女性，老年病人因骨质疏松，多为低能量损伤，年轻病人多为高能量损伤。根据受伤机制及骨折形态不同，桡骨远端骨折又可分为 Colles 骨折、Smith 骨折、Barton 骨折和 Chauffeur 骨折（图 5.5.1）。

桡骨远端骨折的手术目的：①恢复关节面的平整及相邻关节面之间的吻合关系；②重建关节的稳定性；③恢复一个无痛、功能良好的腕关节。

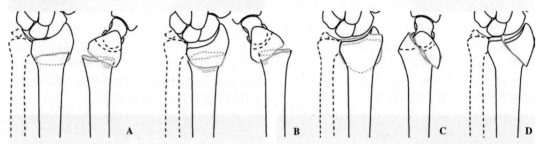

图 5.5.1　桡骨远端骨折　A. Colles 骨折；B. Smith 骨折；C. Barton 骨折；D. Chauffeur 骨折

尺桡骨远端三柱理论（图 5.5.2）：根据受力等因素，将腕部分为 3 个柱形结构，可帮助理解桡骨远端骨折，并据此设计钢板（图 5.5.3）。

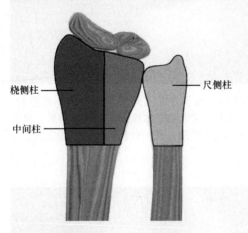

桡侧柱————

中间柱————

————尺侧柱

图 5.5.2　尺桡骨远端三柱理论：桡侧柱由舟状窝和桡骨半月切迹（桡骨茎突）组成；中间柱由月状窝和桡骨半月切迹组成；尺侧柱由尺骨茎突、TFCC 和腕尺侧副韧带等组成

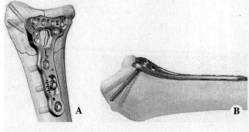

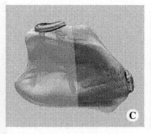

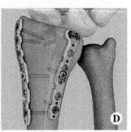

图 5.5.3　桡骨远端骨折锁定钢板的设计　A. 第Ⅱ代桡骨远端掌侧锁定钢板，可见特殊设计的桡骨茎突螺钉；B. 第Ⅲ代桡骨远端掌侧锁定钢板，远端锁定螺钉的方向可以改变；C、D. 根据三柱理论设计的桡骨远端背侧钢板

桡骨远端骨折的传统治疗方法包括：克氏针固定、钉板系统和外固定架（图 5.5.4～图 5.5.6）。

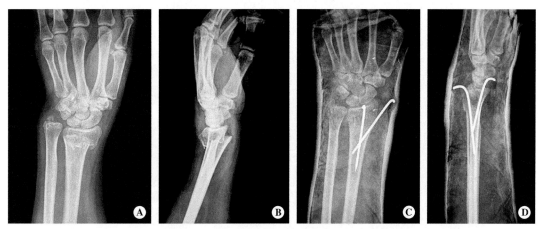

图 5.5.4　桡骨远端骨折的传统治疗方法之一：克氏针固定　A、B. 术前 X 线片；C、D. 术后 X 线片

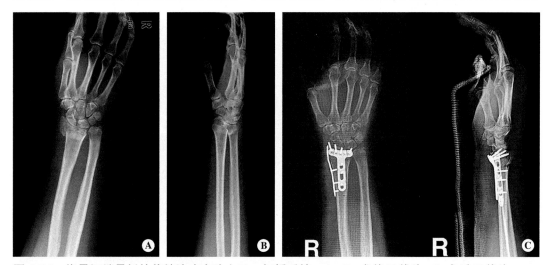

图 5.5.5　桡骨远端骨折的传统治疗方法之二：钉板系统　A、B. 术前 X 线片；C. 术后 X 线片

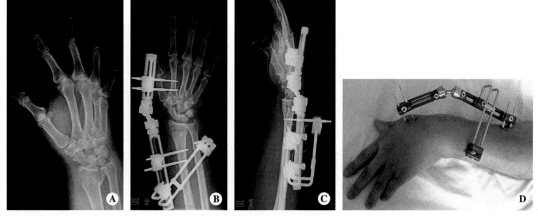

图 5.5.6　桡骨远端骨折的传统治疗方法之三：外固定架　A. 术前 X 线片；B、C. 术后 X 线片；D. 术后患肢外观

桡骨远端骨折的手术并发症主要有畸形愈合、正中神经损伤、肌腱和下尺桡关节损伤等（图 5.5.7～图 5.5.9）。

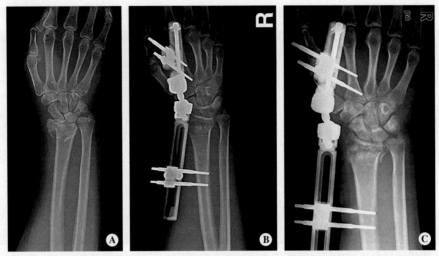

图 5.5.7　桡骨远端骨折外固定治疗　A. 术前 X 线片；B. 术后 X 线片；C. 术后 1 个月 X 线片示复位丢失

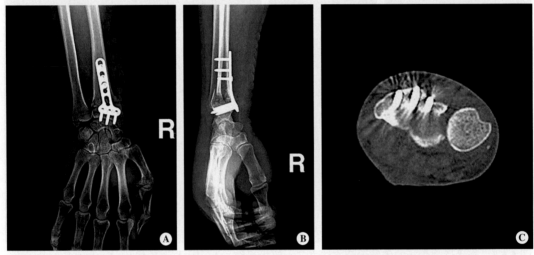

图 5.5.8　桡骨远端钉板系统治疗　A、B. 术后 X 线片，侧位片提示螺钉可能突出背侧皮质；C. CT 显示尺侧螺钉尖端已突出背侧皮质，可能对背侧肌腱造成磨损

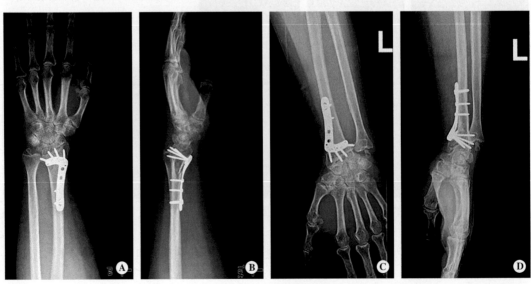

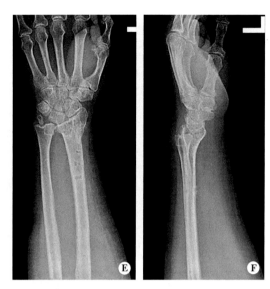

图 5.5.9　桡骨远端关节内骨折合并尺骨茎突骨折　A、B.桡骨远端骨折术中为控制尺侧骨折块，螺钉置入方向过于偏向尺侧，导致螺钉尖端进入下尺桡关节；C、D.术后 16 个月骨折愈合，下尺桡关节少量骨质破坏；E、F.手术取出内固定物后 X 线片

5.5.2　介固定技术治疗桡骨远端骨折概述

介固定技术治疗桡骨远端骨折原理：通过闭合复位或微创切口辅助复位，完成关节面、桡骨高度、掌倾角及尺偏角的恢复及临时固定，在此基础上，介固定技术可根据骨折的严重程度分别对桡骨远端的桡侧柱、中间柱、尺侧柱进行皮外固定，从而维持骨折的复位。

主要优势 1：对于低暴力引起的老年骨质疏松性桡骨远端骨折，特别是病人同时合并糖尿病、冠心病、高血压等多种内科疾病，该技术可实现尽早手术、缩短住院时间、减少术后并发症，同时在骨折治疗上比石膏固定更精准复位，比内固定钢板固定更加微创，由于介固定可以不跨关节固定，比外固定支架固定更保护腕关节功能。

主要优势 2：对于高暴力引起的年轻桡骨远端骨折，特别是同时存在严重软组织损伤，该技术对软组织条件要求较低，可以尽早手术，缩短治疗周期，同时能够大大减少术后软组织并发症的发生。

5.5.3　介固定技术治疗尺桡骨远端骨折典型病例 1

典型病例 1：女性，65 岁，摔伤致左桡骨远端骨折。图 5.5.10～图 5.5.16 为病例 1 诊治过程。

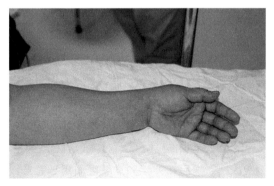

图 5.5.10　患肢大体照，闭合骨折皮肤完整，餐叉样畸形

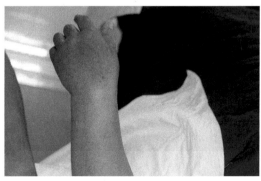

图 5.5.11　患肢背侧肿胀

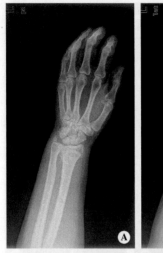
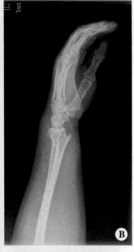

图 5.5.12　X 线片显示桡骨远端骨折，未累及关节面，尺骨茎突骨折，Colles 骨折，AO 分型为 A 型骨折

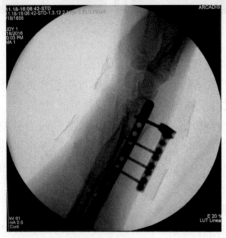

图 5.5.13　术中透视 X 线侧位片显示，骨折复位良好，掌侧及背侧皮质对合良好，外固定固定位置良好，螺丝钉长度适中，固定可靠

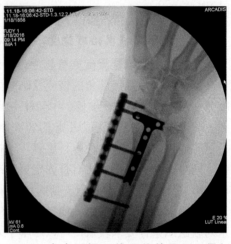

图 5.5.14　术中透视 X 线正位片显示，骨折复位良好，桡侧及尺侧骨皮质对合良好，外固定固定位置良好，螺丝钉长度适中，固定可靠

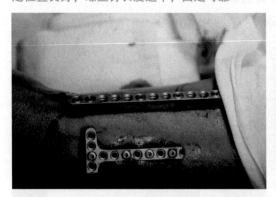

图 5.5.15　介固定桡骨远端骨折术后外像显示，局部皮肤完好，金色的外架为背侧的外固定架，主要负责固定桡骨远端背侧移位的骨折块，蓝灰色的外固定架是桡侧的外固定架，主要负责固定桡侧柱

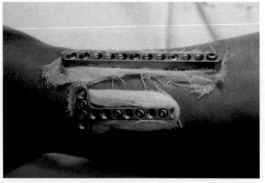

图 5.5.16　术后在外架和皮肤之间用纱布条隔开，可以有效地防止皮肤的压伤，有利于外固定架与皮肤间的空气流通，减少钉道感染的发生

5.5.4　介固定技术治疗桡骨远端骨折典型病例 2

典型病例 2：男性，57，骑车外伤致左桡骨远端骨折。图 5.5.17～图 5.5.34 为病例 2 诊治过程。

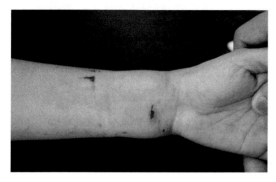

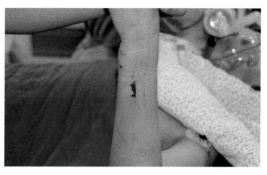

图 5.5.17　属于高暴力损伤，腕部畸形明显，掌侧可见 1cm 皮肤破口已结痂。近端有少许血性水泡已结痂，软组织轻度肿胀

图 5.5.18　背侧外像显示在桡骨远端尺背侧可见少许血性水泡已结痂

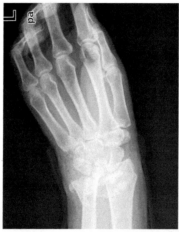

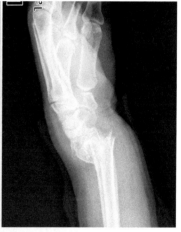

图 5.5.19　X 线片显示骨折粉碎严重，桡骨远端和尺骨远端均有明显骨折，向背侧移位明显，整体短缩明显，骨折向背侧成角明显

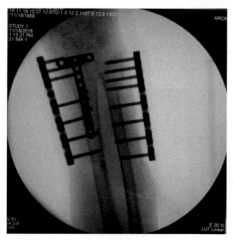

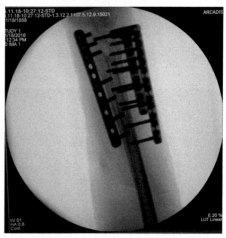

图 5.5.20　术中透视 X 线正位片显示，骨折复位良好，侧方移位明显纠正，桡骨高度得以恢复，桡侧及尺侧骨皮质对合良好，三个外固定架固定位置良好，螺丝钉长度适中，固定可靠

图 5.5.21　术中透视 X 线侧位片显示，骨折复位良好，背侧移位明显纠正，掌侧及背侧皮质对合良好，三个外固定架固定位置均良好，螺丝钉长度适中，固定可靠

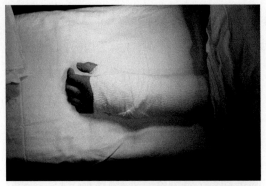

图 5.5.22 术后用弹力绷带连同外固定架一起包扎。外形美观，护理方便，是介固定一个显著优点，医生及病人乐于接受，是医疗人文关怀的良好体现

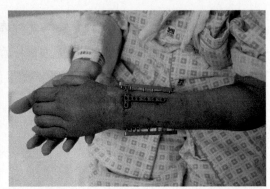

图 5.5.23 术后 2 天换药，患肢轻度肿胀，皮肤与架体间距适中，无受压

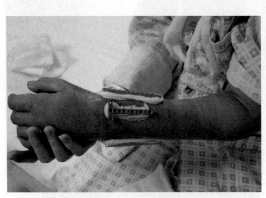

图 5.5.24 继续用酒精纱布隔开皮肤与架体，预防感染

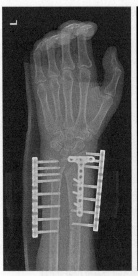

图 5.5.25 术后患肢腕关节正侧位 X 线，可见关节面恢复良好，掌倾角、尺偏角及桡骨高度恢复，介固定位置良好，固定可靠

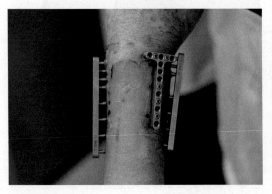

图 5.5.26 术后 1 个月复查，患肢前臂肿胀减轻，钉道周围无红肿

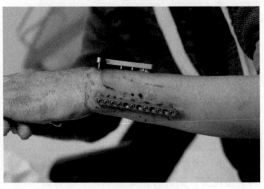

图 5.5.27 术后 1 个月复查侧面观

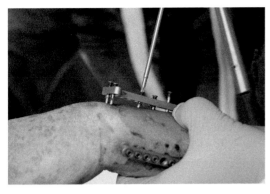

图 5.5.28　术后 1 个月复查，拆除背侧介固定装置，保留桡侧和尺侧装置

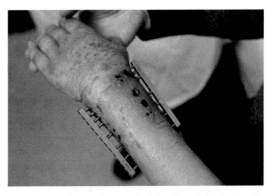

图 5.5.29　拆除后可见微小钉孔，少量出血，整个过程在无麻醉下进行，病人无明显疼痛及不适

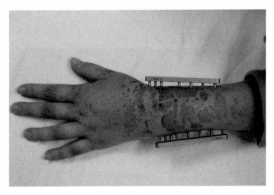

图 5.5.30　术后 10 周复查，患肢无明显肿胀，背侧钉眼愈合良好，介固定外置良好

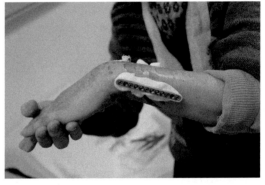

图 5.5.31　拆除部分螺钉后，继续酒精纱布包扎

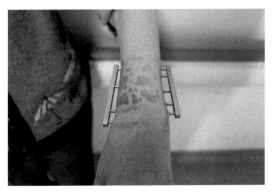

图 5.5.32　术后 3 个月复查，肿胀消退明显

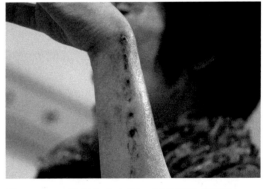

图 5.5.33　骨折愈合良好，拆除架体及螺钉

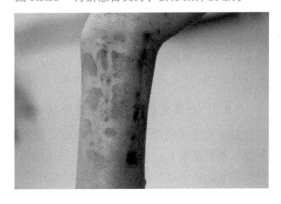

图 5.5.34　拆除后可见细小钉道，无明显出血

5.6　掌骨闭合性骨折

5.6.1　掌骨骨折概述

掌骨骨折多由直接暴力所致,可以为单一或多个掌骨骨折;骨折类型多以横断骨折及粉碎性骨折多见,因扭转或间接暴力也可发生斜形或螺旋形骨折。

掌骨骨折的治疗原则:既要充分固定又要适当早期活动,以利于手功能的恢复。骨折必须正确复位,不能有成角、旋转及重叠移位。

掌骨骨折的传统手术治疗方法包括:克氏针固定、微型钢板螺丝钉固定、Herbert 螺钉固定和外固定架等(图 5.6.1～图 5.6.4)。

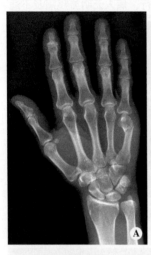
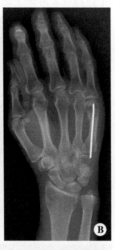

图 5.6.1　掌骨骨折的传统治疗方法之一:克氏针固定　A.术前 X 线片;B.术后 X 线片

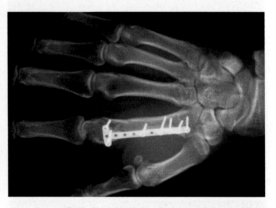

图 5.6.2　掌骨骨折的传统治疗方法之二:微型钢板螺丝钉固定

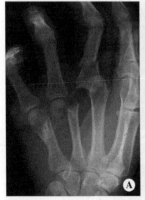
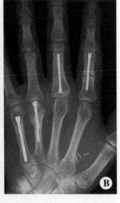

图 5.6.3　掌骨骨折的传统治疗方法之三:Herbert 螺钉固定　A.术前 X 线片;B.术后 X 线片

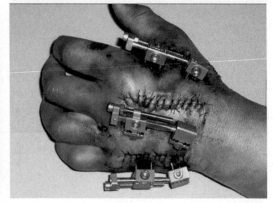

图 5.6.4　掌骨骨折的传统治疗方法之四:外固定架

5.6.2　介固定技术治疗掌骨骨折概述

介固定技术治疗掌骨骨折的原理:在不影响稳定性的前提下,尽可能减小介固定架体的体积、螺钉的直径,利用设计的微创切口复位骨折,拉力螺钉固定,避开手掌丰富的肌腱及神经血管,使架体尽可能贴近皮肤拧入骨折端两侧螺钉,锁定固定。

　　主要优势 1：相比于外固定架治疗掌骨骨折，介固定的架体更加小巧美观、方便手的灵活运动、便于护理和包扎，同时切开复位，仍可达到解剖位置的恢复。

　　主要优势 2：相比于内固定治疗，大大减少了对软组织、肌腱等结构的干扰和对手掌部容积的占用，有助于术后手指的功能恢复，微创切口尽可能给予病人人文照顾。

5.6.3　介固定技术治疗掌骨骨骨折概述

　　典型病例：右掌骨闭合骨折，男性，38 岁，运动伤。图 5.6.5 ～图 5.6.30 为病例诊治过程。

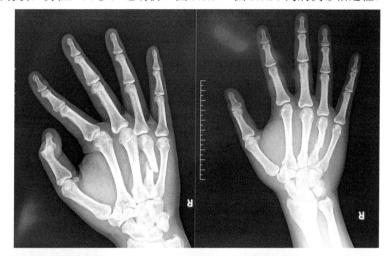

图 5.6.5　X 线片显示第四掌骨中段骨折，骨折为短斜型骨折，向背侧尺侧移位，骨折为简单骨折，固定原则要求简单骨折复杂做，解剖复位，断端加压，坚强固定

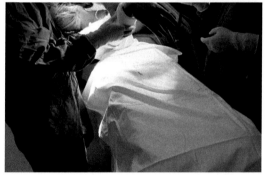

图 5.6.6　臂丛麻醉，患肢上止血带，常规消毒铺单

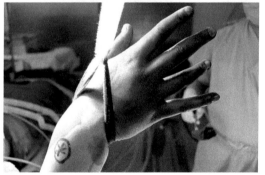

图 5.6.7　患肢外展放于透视桌上

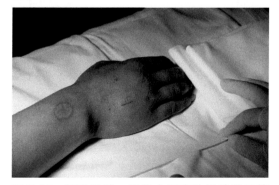

图 5.6.8　切口设计：拟将介固定外架置于第四掌骨的尺侧，所以于第四掌骨的内侧（桡侧），以骨折端为中心，做一长约 3cm 的手术切口，主要是避开外固定的钉道，避开背侧的肌腱

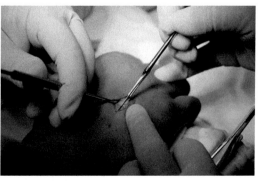

图 5.6.9　切开皮肤皮下，注意保护肌腱，保护肌腱的背膜

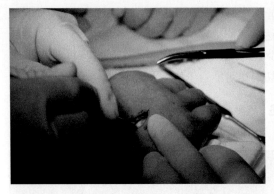

图 5.6.10　在肌腱的桡侧进入，将肌腱牵向尺侧

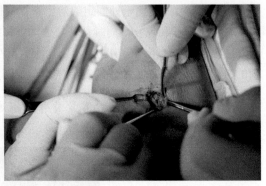

图 5.6.11　显露骨折断端，见骨折断端有明显的移位，骨折断端相对完整，断端嵌顿有肌肉及软组织

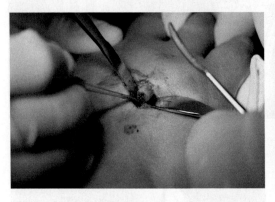

图 5.6.12　分别清理骨折断端，将骨折断端嵌顿的软组织及肌肉组织，进行彻底的清除，两个断端均应清理干净

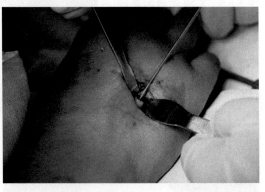

图 5.6.13　用克氏针打通髓腔，由于髓腔被肌肉及软组织封闭，将髓腔打通十分必要，有利于骨折的正常愈合

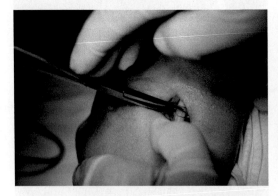

图 5.6.14　解剖复位骨折断端，由于是简单骨折，即 A 型骨折，骨折的复位要求是解剖复位，用爱丽丝钳协助复位，并进行适当的断端加压

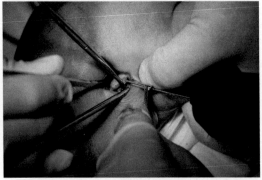

图 5.6.15　垂直于骨折断端，距离骨折断端三倍螺钉直径的地方进行钻孔，钻孔在拉力螺钉导向器的协助下进行

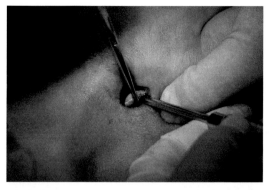

图 5.6.16 用埋头器进行埋头操作，可以有效地防止拧入螺钉时的骨折，同时可以达到有效的骨折断端加压，也可以减少钉尾对周围软组织的激惹刺激

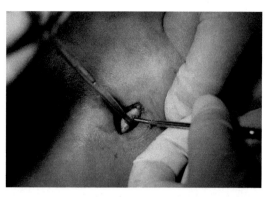

图 5.6.17 精确测深后拧入拉力螺钉，适当加压防止骨折发生

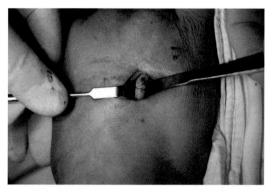

图 5.6.18 有效的埋头，可以最大限度地减少钉尾对肌腱及软组织的刺激，同时也可以进行骨折断端的有效加压

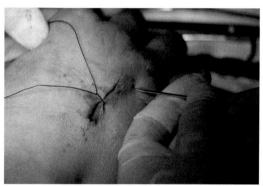

图 5.6.19 用粗针大线将切口临时关闭，用克氏针确定外架的进针点，进针点同传统的外架，一般位于掌骨的背外侧或背内侧，以避开背侧的肌腱和侧方的血管神经

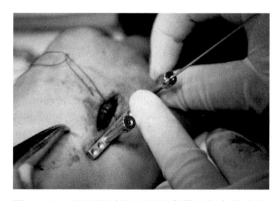

图 5.6.20 可以通过切口进行掌骨进钉点的确认

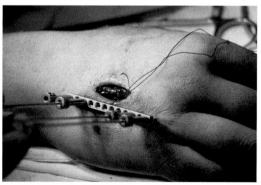

图 5.6.21 介固定架体通过导向器用克氏针临时固定于掌骨骨折的两端，同时保持架体与皮肤的距离及与掌骨的方向，确保四枚螺钉均能打到掌骨上

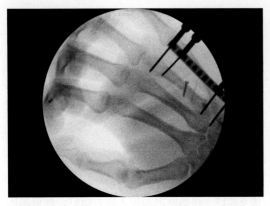

图 5.6.22　电视透视下，确认架体的位置及置钉的位置正确，主要是确保螺钉垂直于掌骨骨干，螺钉均匀地分布于骨折的两端，同时也可以确认拉力螺钉的位置及长度

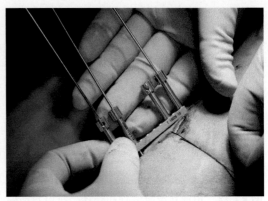

图 5.6.23　保证架体与皮肤之间的距离十分必要，可以有效地防止架体压迫皮肤，便于钉道的护理。可以通过止血钳夹持在皮肤与架体之间的克氏针上

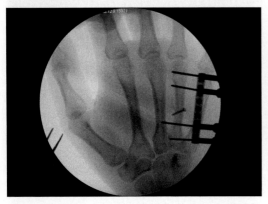

图 5.6.24　再次在电视透视下，确认架体的位置及置钉的位置正确，正位像，架体位于骨折的两端，距离骨折断端的距离合适，准备置入螺钉

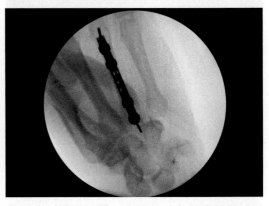

图 5.6.25　侧位像显示，架体位于掌骨的中轴线上，位置好，螺钉垂直于骨干，每一枚螺钉均能准确置入

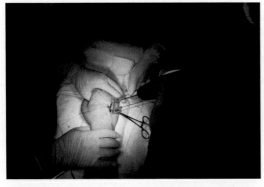

图 5.6.26　将克氏针逐一换成螺钉，拧入螺钉可以通过电钻进行操作，这是介固定外架的一个典型优点，可以加快操作的速度，对战创伤意义重大

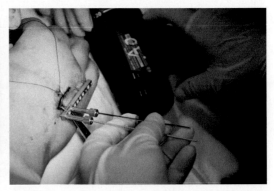

图 5.6.27　在置入螺钉的时候应该关注架体的位置，防止架体压迫皮肤，解决方案是可以通过血管钳夹持在架体与皮肤之间来控制架体的高度

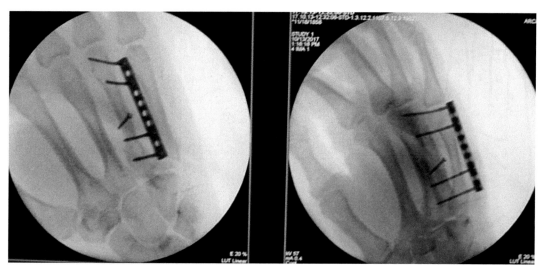

图 5.6.28　将克氏针全部置换成螺钉以后，再次通过电视透视确认螺钉的长度，介固定架体的位置，以及骨折端的复位及固定的情况，上述指标均满意后置钉，手术操作结束

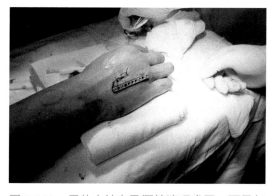

图 5.6.29　用盐水纱布及酒精清理术区，可见架体位置正确，切口小，达到了微创的目标，做到了微创与精准的良好结合，介固定外架架体小巧，可以贴皮固定，小巧美观，治疗舒适病人易于接受

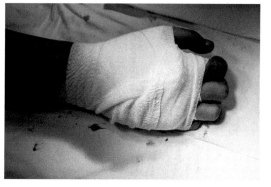

图 5.6.30　由于介固定外架架体小巧，可以贴皮固定，小巧美观，可以将架体用弹力绷带进行一体化包扎，外形美观，便于护理，相较于传统外架，病人感觉更为舒适，易于接受，是一种新型的骨折治疗方法

5.7　掌指关节陈旧性脱位

5.7.1　掌指关节脱位概述

掌指关节脱位多见于拇指和示指，且多为掌侧脱位；通常是手指于过度伸展位，受到纵向而来的暴力所致，暴力使掌侧关节囊破裂，掌侧纤维板从膜部撕裂移位；手部畸形明显，活动受限，关节呈弹性固定状态（图 5.7.1 ～图 5.7.2）。

掌指关节脱位传统治疗方法：对于首次脱位，复位后使用石膏固定；对于陈旧性脱位，使用克氏针或外固定架固定（图 5.7.3 ～图 5.7.5）。

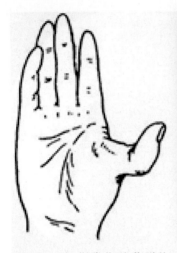

图 5.7.1　拇指掌指关节脱位
畸形示意图

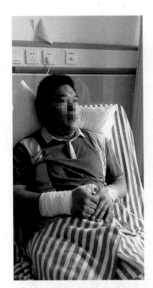

图 5.7.2　拇指掌指关节脱位正侧位片

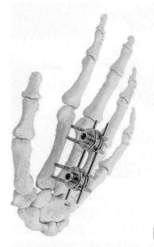

图 5.7.3　首次掌指关
节脱位后石膏固定

图 5.7.4　掌骨外固定架

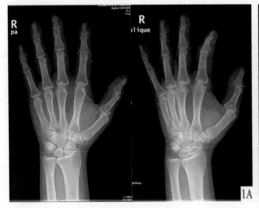

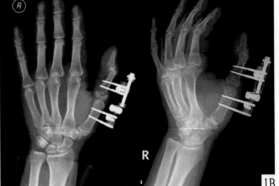

图 5.7.5　使用外固定架治疗陈旧性掌指关节脱位

治疗掌指关节脱位的传统外固定架存在明显不足：体积较大，相对笨重，且不够美观。

5.7.2　介固定技术治疗掌指关节脱位概述

介固定技术治疗掌指关节脱位的原理：在关节处选择合适的切口，复位脱位的掌指关节并临时固定，将架体置于掌指关节两侧，分别将螺钉拧入掌骨和指骨，利用锁定结构的稳定性，固定掌指关节。

主要优势 1：相比于传统克氏针固定，介固定技术可以不损伤掌指关节面，不破坏软骨，避免掌指关节的功能受限。

主要优势 2：相比于外固定支架固定，介固定技术的锁定结构，可以维持长时间的稳定，同时更加小巧，减少对手部活动的干扰，利于护理和包扎，也更加美观。

5.7.3　介固定技术治疗掌指关节脱位典型病例

典型病例：男性，28 岁，军事训练伤一年余。诊断：右拇指掌指关节半脱位。图 5.7.6 ～图 5.7.26 为病例诊治过程。

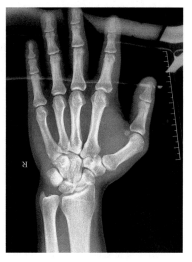

图 5.7.6　病人术前 X 线，可见右拇指掌指关节半脱位

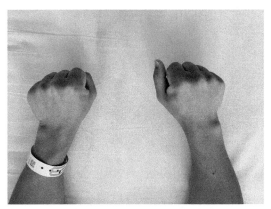

图 5.7.7　拇指掌指关节半脱位病人功能外像（掌指关节屈曲背侧观）

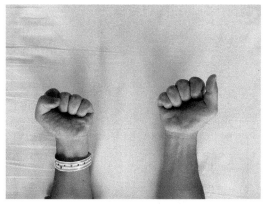

图 5.7.8　拇指掌指关节半脱位病人功能外像（掌指关节屈曲掌侧观）

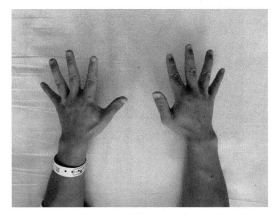

图 5.7.9　拇指掌指关节半脱位病人功能外像（掌指关节伸直背侧观）

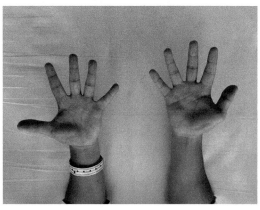

图 5.7.10　拇指掌指关节半脱位病人功能外像（掌指关节伸直掌侧观）

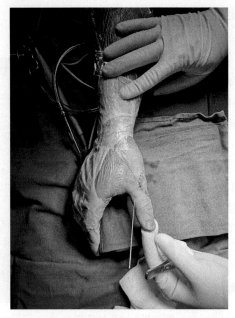

图 5.7.11　首先在拇指的掌指关节桡背侧做弧形切口，复位脱位的掌指关节，并用克氏针临时固定掌指关节

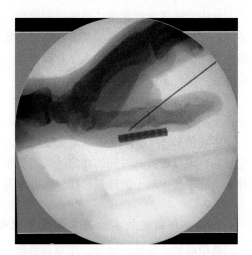

图 5.7.12　透视下再次确认骨折复位的情况；同时确认外固定架的长短，即确定用几孔的外固定架

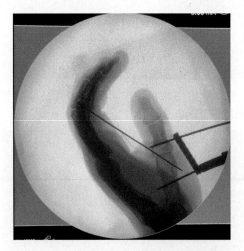

图 5.7.13　用克氏针临时固定外固定架，并在透视下再次确认外固定架的位置正确

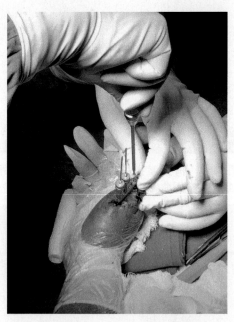

图 5.7.14　确认位置无误后，将克氏针逐枚换成螺丝钉

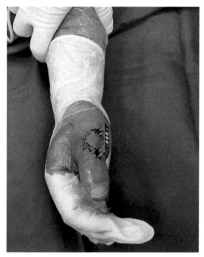

图 5.7.15　完成外固定的固定，关节复位，外固定架固定位置良好，固定可靠

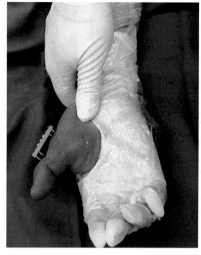

图 5.7.16　侧位可见架体与皮肤间隔适中，无压迫

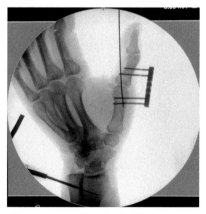

图 5.7.17　再次透视确认，复位及固定的情况，均满意后去除克氏针

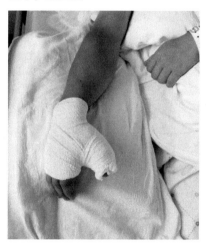

图 5.7.18　纱布绷带包扎伤口及外固定架

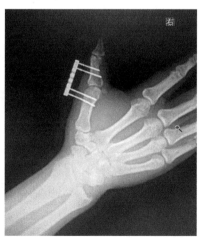

图 5.7.19　术后 1 个月复查 X 线片，关节对合良好，外架固定可靠确实

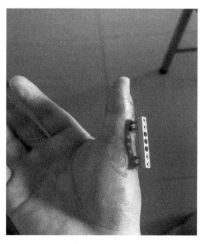

图 5.7.20　术后 1 个月复查外像，伤口愈合良好，外架固定确实可靠（掌侧）

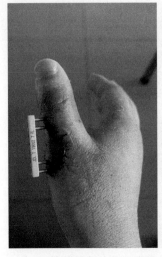

图 5.7.21　术后 1 个月复查外像，伤口愈合良好，外架固定确实可靠（背侧）

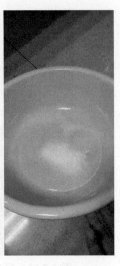

图 5.7.22　病人自己准备小盆及盐处理伤口（1）

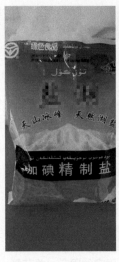

图 5.7.23　病人自己准备小盆及盐处理伤口（2）

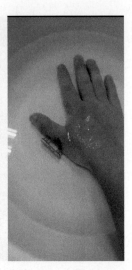

图 5.7.24　用烧开的热盐水，浸泡患手及外固定架

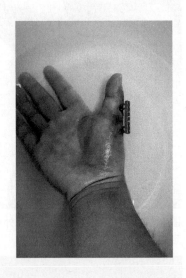

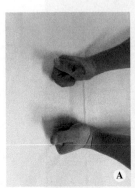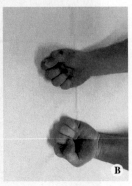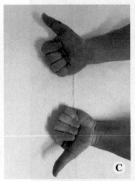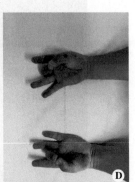

图 5.7.25　每天 3 次，每次 30 分钟，可以不包扎伤口及外固定架

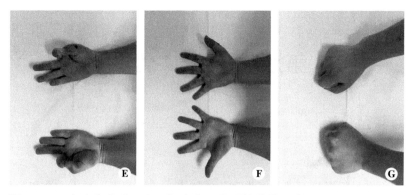

图 5.7.26　为病人术后 3 个月拆除介固定后的功能照片，可见拇指功能恢复良好，无活动受限　A～C. 屈伸拇指掌指关节；D～E. 拇指对指功能；F、G. 五指屈伸活动

第六章　下 肢 骨 折

6.1　股骨颈骨折

6.1.1　股骨颈骨折概述

股骨颈骨折常见于老年人，其发生率逐年增多；并发症多，如不愈合和股骨头坏死等；股骨颈骨折治疗问题很多，目前仍然没有完全解决（图 6.1.1）。

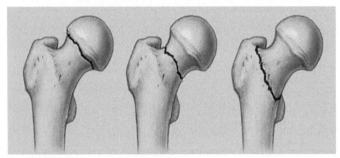

头下型　　　　　　经颈型　　　　　　基底型　　　　　图 6.1.1　股骨颈骨折的分型

股骨颈骨折主要的传统治疗方法包括：三翼钉、钉板系统、外固定架、空心钉。空心钉是目前治疗的金标准（图 6.1.2～图 6.1.5）。

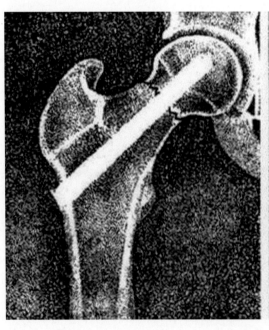
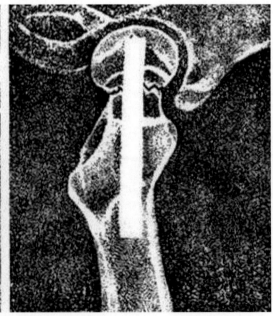

图 6.1.2　传统股骨颈骨折治疗之一：三翼钉固定（20 世纪 40 年代 Simith-Petersen）

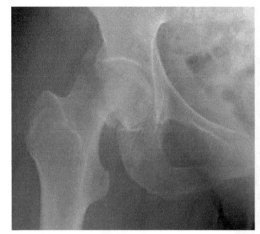
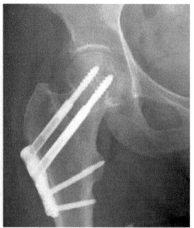

图 6.1.3 传统股骨颈骨折治疗之二：钉板系统固定

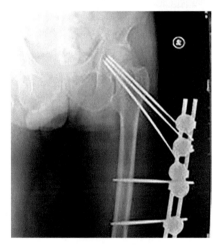
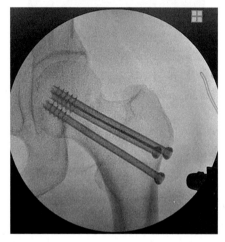

图 6.1.4　传统股骨颈骨折治疗之三：外固定架　　图 6.1.5　传统股骨颈骨折治疗之四：空心钉治疗，目前的治疗金标准

目前股骨颈骨折的总体治疗效果并不满意。其中 30% 可以达到满意的治疗效果；有 30% 病人出现股骨头坏死；有 30% 病人出现骨折不愈合（图 6.1.6～图 6.1.8）。

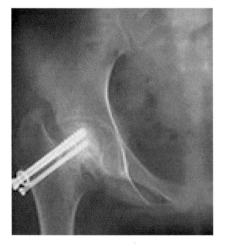
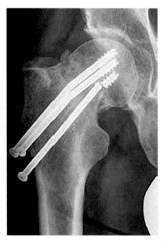

图 6.1.6　股骨颈骨折空心钉治疗后股骨头坏死，占总概率的 30%　　图 6.1.7　股骨颈骨折空心钉治疗后不愈合导致断钉，占总概率的 30%

　　股骨颈骨折治疗效果差的主要原因是血运不佳和力学不稳（图 6.1.9），这两个方面是对立统一的，都十分重要，必须两者兼顾，片面地强调任何一方都是错误的。

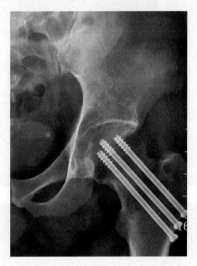

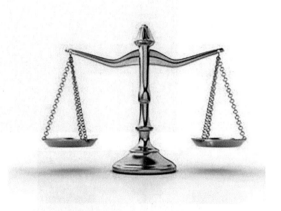

图 6.1.8　股骨颈骨折空心钉治疗后顺利愈合，占总概率的 30%　　图 6.1.9　股骨颈骨折治疗效果差的主要原因是血运不佳和力学不稳

　　股骨颈骨折血运不佳来源于本身血运不好和后期治疗过程中的进一步干扰。股骨颈骨折本身属于盲端血运，血运很差。传统的治疗方法都是通过股骨颈固定骨折，导致内植物对股骨颈血运干扰严重（图 6.1.10 ～图 6.1.12）。

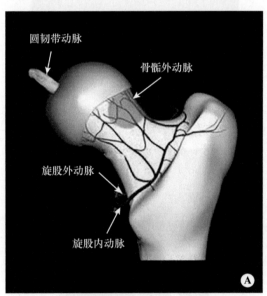

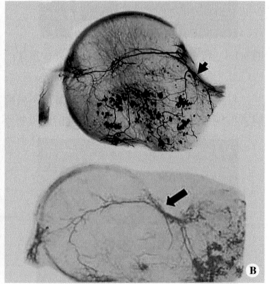

图 6.1.10　股骨颈骨折血运不佳之一：本身血运不好，是盲端血运　A. 股骨头血管分布示意图（后面观），旋股内动脉和旋股外动脉形成位于关节囊外的囊外动脉环。旋股内动脉向上发出位于内侧的颈升内动脉、位于后方的颈升后动脉以及位于外侧的颈升外动脉，旋股外动脉发出颈升前动脉。颈升外动脉的主干是旋股内动脉的终末支，叫作骨骺外动脉，它供应大部分股骨头、股骨颈以及大转子的血液；B. 血管造影图，箭头处为骨骺外动脉穿入股骨头的部位

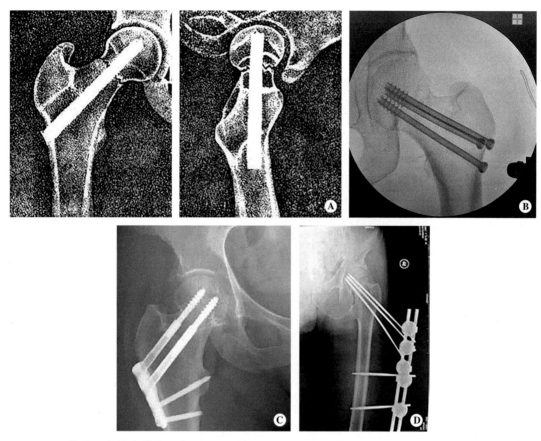

图 6.1.11 传统固定技术的共同点：经颈固定，严重干扰了股骨颈的血运（A ～ D）

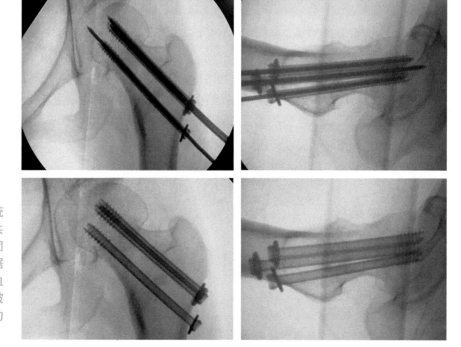

图 6.1.12 传统固定技术的共同点：经颈固定，内植物占据了股骨颈的血运空间，严重破坏了股骨颈的血运

相比较于髓外血运，股骨颈骨折髓内血运更为重要，髓外血运不能替代髓内血运，而且髓外血运占比为 1/3；髓内血运占比为 2/3，所以在股骨颈骨折治疗的过程中应该尽可能地保护股骨颈的髓内血运（图 6.1.13 ～图 6.1.14）。

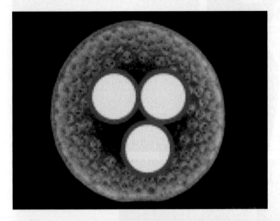

图 6.1.13　股骨颈骨折空心钉固定股骨颈横断面示意图。显示经颈固定，严重破坏了股骨颈的血运

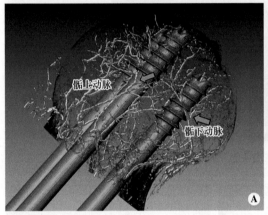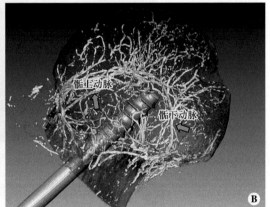

图 6.1.14　经颈螺钉对股骨头血运影响　A. 传统多根螺钉固定可使骺动脉主干支遭到破坏；B. 单根螺钉固定可明显减少骺动脉主干动脉损伤

股骨颈骨折常见于老年人，有逐年增多的趋势，多为骨质疏松性骨折（图 6.1.15）。

骨质疏松性骨折内固定困难，容易固定失败，骨质疏松是内固定的相对禁忌证，是内固定失败的主要原因，是其失败的主要的解剖学基础（图 6.1.16）。

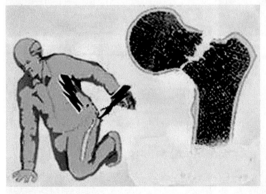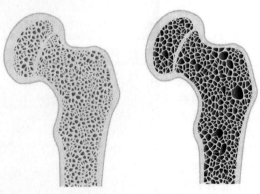

图 6.1.15　股骨颈骨折多为骨质疏松性骨折　　　图 6.1.16　骨质疏松性骨折内固定困难，容易固定失败

传统股骨颈骨折固定是经颈固定，类似于髓内钉固定，但是无法锁定，抗旋明显不足（图 6.1.17）。

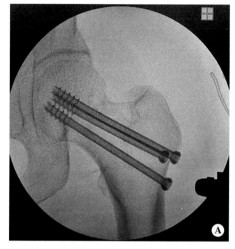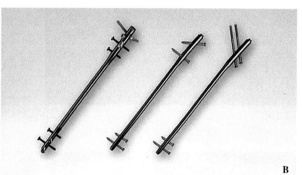

图 6.1.17 传统股骨颈骨折固定是经颈固定，类似于髓内钉固定，但是无法锁定，抗旋明显不足
A. 传统螺钉固定；B. 髓内钉

6.1.2 介固定技术治疗股骨颈骨骨折概述

介固定技术治疗股骨颈骨折原理：骨折闭合复位后，该技术可通过外固定钢板桥接，利用三枚螺钉经颈跨皮质固定断端骨折块，把持骨折断端，同时另外三枚螺钉固定于股骨干，为骨折处提供稳定支撑。螺钉与钢板的锁定结构实现骨折断端的牢固固定。

主要优势 1：经皮质骨固定的稳定性更强，把持力更强，更适于骨质疏松的病人，骨折移位（退钉）的概率更低。

主要优势 2：同时螺钉不经股骨颈内，保护了髓内血供，股骨颈血运破坏少，利于骨折愈合。

主要优势 3：逐步拆除螺钉，为股骨颈骨折端提供进行性力学刺激，促进骨折愈合。

6.1.3 介固定技术治疗股骨颈骨折典型病例

典型病例：老年男性，67 岁，摔伤致左股骨颈骨折。图 6.1.18～图 6.1.31 为病例诊治过程。

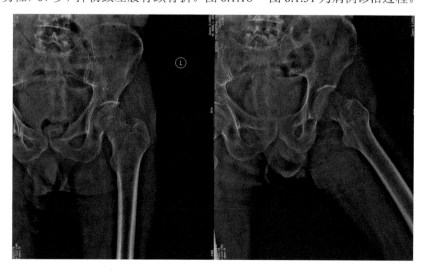

图 6.1.18 病人哮喘病史 20 年，长期服用激素，严重骨质疏松

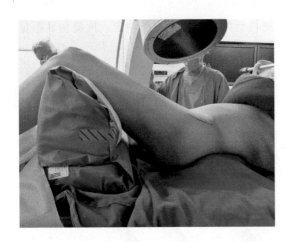

图 6.1.19　手术采取基础加局部麻醉方式进行；手术体位髋关节屈曲轻度外展位，仰卧位于透视手术台上

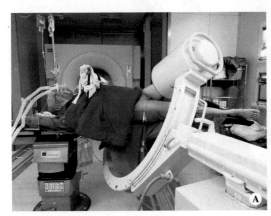
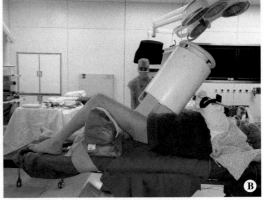

图 6.1.20　手术体位髋关节屈曲轻度外展位，进行术前透视　A.透视侧位；B.透视正位

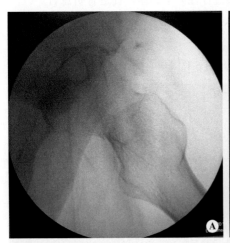
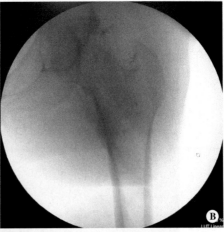

图 6.1.21　消毒铺单前必须获得良好的透视影像，包括髋关节的正侧位　A.侧位片；B.正位片

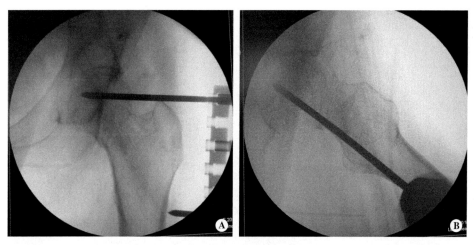

图 6.1.22 第一枚克氏针放置于股骨头上 1/3 紧贴大粗隆尖端 A.正位片；B.侧位片

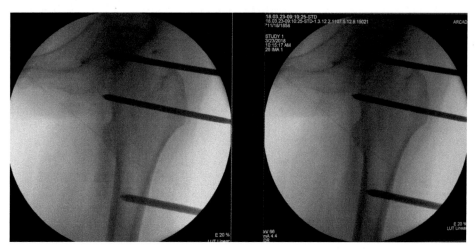

图 6.1.23 第二枚克氏针放置于股骨距的位置，第三枚克氏针放置前两枚克氏针之间，经导向器打入即可

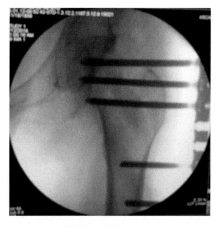

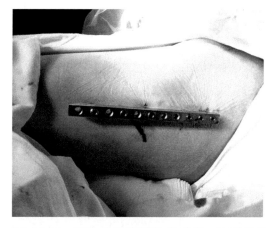

图 6.1.24 由于锁定架体各螺钉间距是固定的，所以第一枚克氏针的位置至关重要，必须打好，必须在正侧位上得到确认，其他钉子依据导向器顺序打入即可

图 6.1.25 再次确认克氏针位置后，将克氏针逐一换成锁定螺钉，此时特别需要关注螺钉的长度，主要是要保证架体与皮肤之间有一间隙，一般为 3mm，过大过小都不合适

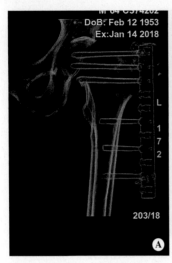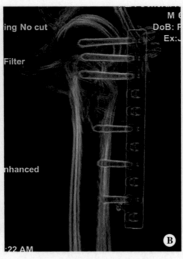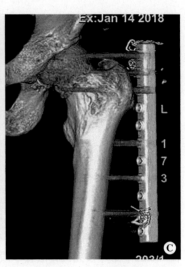

图 6.1.26 术后复查每月一次，X 线片是必需的，CT 扫描三维重建根据情况，确认骨折位置及骨折愈合的情况，从而确定螺钉去除的时间，一般是每月一根，顺序与置入螺钉相反，时间根据骨折愈合情况可以酌情增减 A ～ C. CT 扫描三维重建

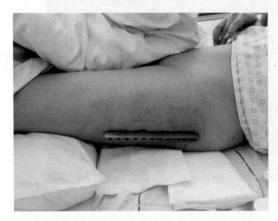

图 6.1.27 术后康复：髋关节休息位（屈曲20° ～ 30°），免负重 3 个月，半年内不能完全负重。不限制髋关节活动，逐步拆除螺丝钉，每月一根，盐水擦洗钉道，每日 3 次

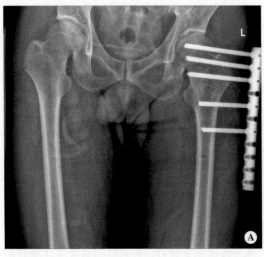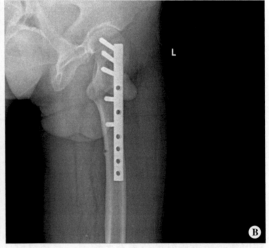

图 6.1.28 术后即刻复查 X 线片，骨折位置良好，固定可靠 A. X 线正位片；B. X 线侧位片

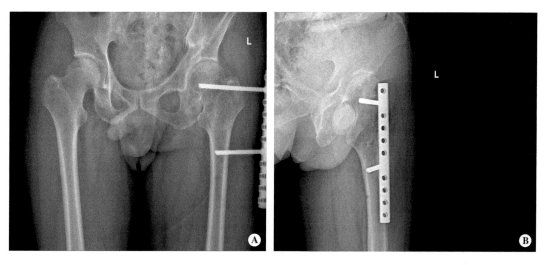

图 6.1.29 术后两个月复查 X 线片，去除两枚螺钉后，骨折位置良好，固定可靠，有骨痂生长迹象
A. X 线正位片；B. X 线侧位片

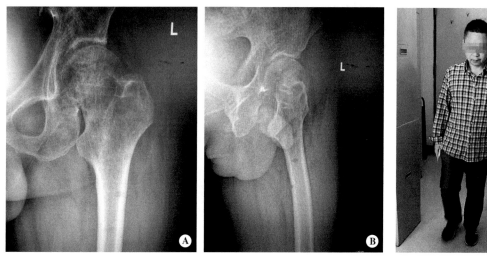
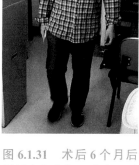

图 6.1.30 术后 5 个月锁定螺钉已经完全去除，骨折愈合良好，股骨颈变粗，有明显骨痂生长 A. X 线正位片；B. X 线侧位片

图 6.1.31 术后 6 个月后骨折愈合良好，病人可以完全负重

6.2 胫骨干闭合性骨折

6.2.1 胫骨干骨折概述

胫骨干骨折是最常见的骨折之一，在正常人群中，年发病率为 0.26%，男性发病率是女性的 3.4 倍；胫骨干骨折愈合不良及骨不连发生率高；由于胫骨前内侧面位于皮下，缺乏肌肉等软组织包裹，开放性骨折较多见，占胫骨干骨折的 24%；胫骨干的血液供应来自单一的营养

血管，一旦中下 1/3 骨折，仅依靠骨膜血管供血，局部血运差；小腿有 4 个毗邻的筋膜间室，其内的肌肉、血管、神经被骨骼、筋膜、骨间膜所包围，扩张空间受到限制，小腿外伤后容易造成间室内压力增高，引起血运障碍，严重者可导致神经和肌肉坏死，甚至急性肾衰竭（图 6.2.1 ～ 图 6.2.3）。

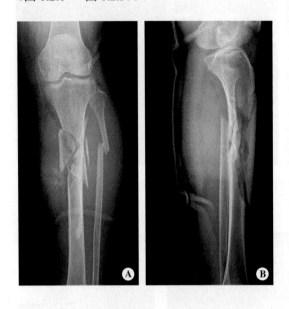

图 6.2.1 胫骨干骨折 A. X 线正位片；B. X 线侧位片

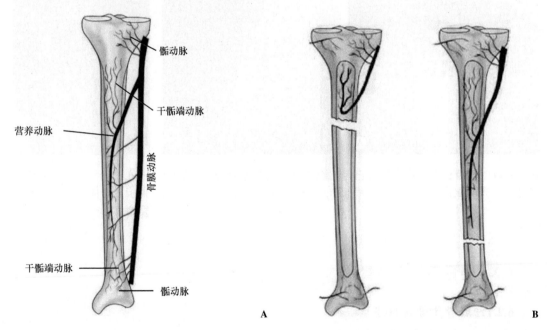

图 6.2.2 胫骨血供 A. 胫骨的动脉血供，来自于单一的胫骨滋养动脉，在胫骨中 1/3 近端后侧，斜穿进入胫骨；B. 胫骨干骨折后，远端骨折块血供发生障碍

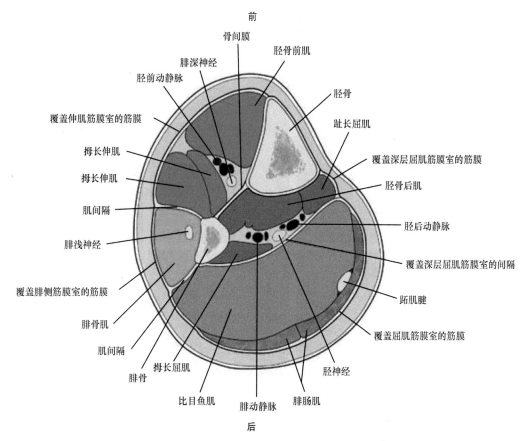

前

骨间膜
腓深神经
胫前动静脉
胫骨前肌
胫骨
趾长屈肌
覆盖伸肌筋膜室的筋膜
覆盖深层屈肌筋膜室的筋膜
拇长伸肌
拇长伸肌
胫骨后肌
肌间隔
腓浅神经
胫后动静脉
覆盖腓侧筋膜室的筋膜
覆盖深层屈肌筋膜室的间隔
腓骨肌
跖肌腱
肌间隔
覆盖屈肌筋膜室的筋膜
腓骨
拇长屈肌
胫神经
比目鱼肌
腓动静脉
腓肠肌

后

图 6.2.3　小腿筋膜间室：蓝色部分为前间室，包括胫骨前肌、趾长伸肌和第三腓骨肌，受腓深神经支配，血供源于胫前动脉；绿色部分为外侧筋膜间室，包括腓骨长、短肌，受腓浅神经支配；深红色部分为后深间室，包括长屈肌、胫骨后肌和趾长屈肌，受胫后神经支配，血供源于胫后动脉；粉色部分为后浅间室，包括腓肠肌、比目鱼肌、跖肌及腓肠神经

　　胫骨干骨折的治疗包括手术治疗和非手术治疗，其指征日益明确。目前，非手术治疗仅用于治疗由低能量外伤引起的闭合、稳定、单纯、微小移位的骨折和一些稳定的低速的枪伤骨折。而手术治疗则适于高能量外伤引起的大多数胫骨骨折。手术治疗允许病人早期活动、可以处理软组织和避免因长期制动而导致的并发症。治疗的目的是获得骨折愈合及良好的对线、消除负重疼痛和获得膝、踝关节有效的活动范围。

　　胫骨干骨折的传统手术治疗方法包括：髓内钉、钉板系统和外固定架。胫骨中段的骨折，包括横行、短斜形、螺旋形、粉碎性骨折和多段骨折，是髓内钉固定的最佳适应证。钢板内固定相对髓内钉固定而言，对软组织条件要求较高，已不作为胫骨干骨折的首选治疗方法。对于开放性骨折，特别是伴有软组织缺损的胫骨骨折，采用外固定架治疗可以稳定骨折断端，便于进行各种皮瓣转移、创面覆盖等治疗，一期行外固定架临时固定，终极使用髓内钉固定，可减少外固定架固定时间，并减少感染等风险（图 6.2.4 ～图 6.2.6）。

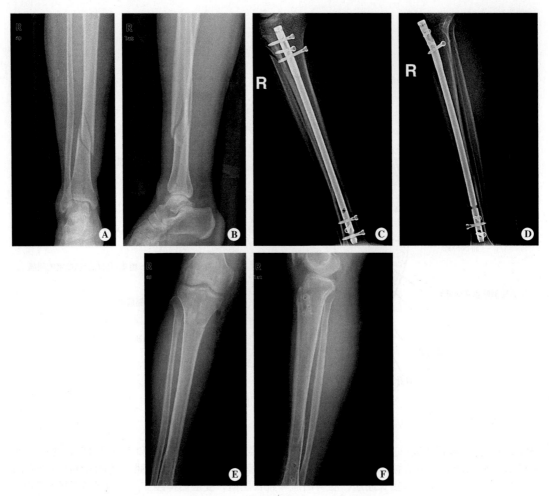

图 6.2.4　胫骨干骨折的传统手术方式之一：髓内钉　A、B.术前 X 线片；C、D.术后 X 线片；E、F.拆除髓内钉后 X 线片

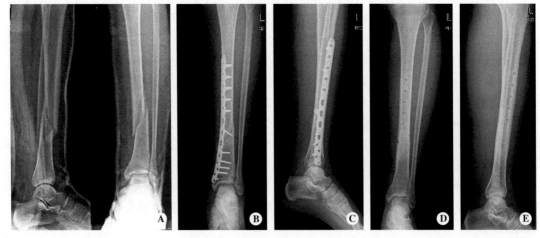

图 6.2.5　胫骨干骨折的传统手术方式之二：钉板系统　A.术前 X 线片；B、C.术后 X 线片；D、E.拆除钉板系统后 X 线片

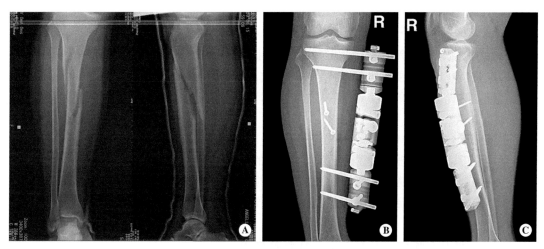

图 6.2.6 胫骨干骨折的传统手术方式之三：外固定架 A. 术前 X 线片；B、C. 术后 X 线片

延迟愈合、不愈合和感染是胫骨干骨折相对常见的并发症（图 6.2.7～图 6.2.8）。

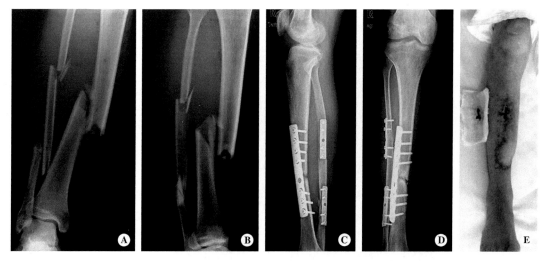

图 6.2.7 胫骨干开放性骨折 A、B. 术前 X 线片；C、D. 术后 1 年复查见胫骨骨折断端未愈合，骨折线硬化；E. 继发深部感染，皮肤软组织坏死，钢板外露

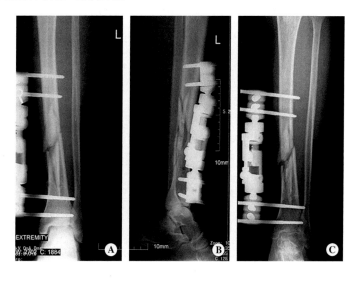

图 6.2.8 胫骨干骨折外固定治疗
A、B. 术后 X 线片；C. 术后 8 个月后复查，骨折愈合不良

6.2.2 介固定技术治疗胫骨干骨折概述

介固定技术治疗胫骨干骨折的原理：根据骨折位置选择微创切口进行骨折的显露和复位，临时固定骨折断端，必要时可辅助拉力螺钉固定，将介固定架体置于小腿表面，经皮拧入双皮质螺钉，对骨折两端的骨干进行终极固定。术后可即刻下地，根据骨折愈合情况有序拆除螺钉。

主要优势 1：相比于传统胫骨外固定支架，介固定技术贴皮固定，满足结构稳定的条件下，具有架体小巧、方便护理、可穿裤子等人文关怀的特点。

主要优势 2：相比髓内钉，介固定技术避免损伤膝关节周围结构、影响膝关节功能活动；相比钢板内固定，介固定技术又具有减轻手术创伤、早期手术、利于骨折愈合等优势。

6.2.3 介固定技术治疗胫骨干骨折典型病例

典型病例：男性，18 岁，士兵，训练伤致左胫腓骨骨折，无其他合并伤。图 6.2.9 ～ 图 6.2.14 为病例诊治过程。

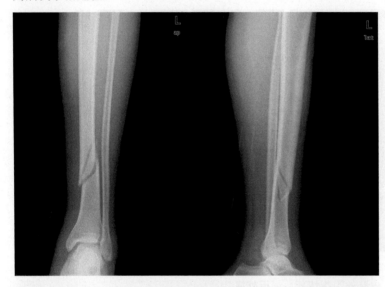

图 6.2.9 X 线显示胫腓骨远端螺旋形骨折，AO 分型为 A1 型骨折，为低暴力骨折，属于简单型骨折

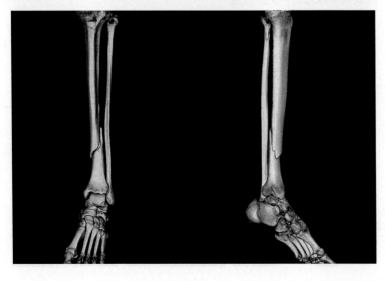

图 6.2.10 术前 CT 三维重建

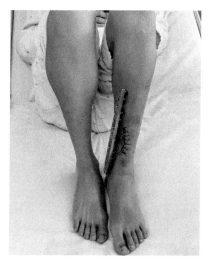

图 6.2.11　手术后外像（1）可见，介固定外架相比较传统外固定架，体积更小，重量更轻，强度更大，病人可以穿着衣物，便于护理，病人感觉更为舒适

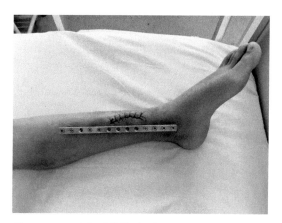

图 6.2.12　手术后外像（2）

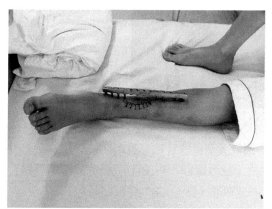

图 6.2.13　手术后外像（3）

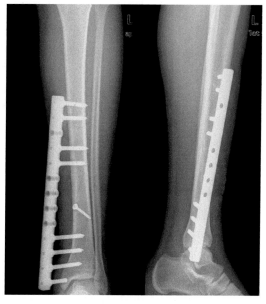

图 6.2.14　术后第一天复查 X 线片，骨折解剖复位，骨折断端对合良好，骨折线消失，可见一枚拉力螺钉，介固定外架位置好，固定可靠

6.3　跟骨骨折

6.3.1　跟骨骨折概述

跟骨骨折约占全部骨折的 2%，90% 发生于 21 ～ 45 岁青壮年男性，男、女发病比例为

5.96：1，关节内移位骨折占 60%～75%；并发症发生率较高，如切口坏死、骨折畸形愈合等（图 6.3.1～图 6.3.3）。

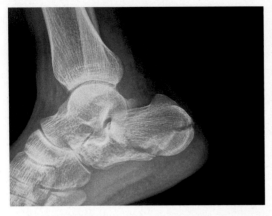

图 6.3.1　跟骨骨折

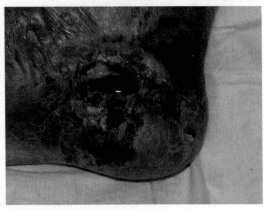

图 6.3.2　跟骨骨折并发症之一：切口感染

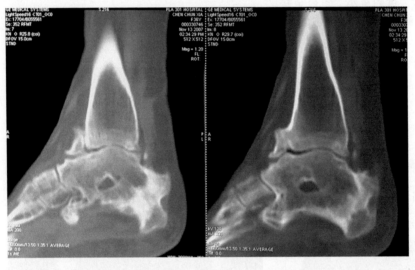

图 6.3.3　跟骨骨折并发症之一：骨折畸形愈合

　　跟骨骨折的手术目的：①恢复距下关节的完整性；②恢复 Bohler 角和 Gissane 角（十字角）；③恢复跟骨正常宽度和高度；④维持正常的跟骰关节；⑤矫正骨折内翻畸形。

　　跟骨骨折主要的传统治疗方法包括：钉板系统、拉力螺钉、斯氏针、张力带钢丝、锚钉。其中，外侧入路切开复位钢板内固定是目前治疗的金标准（图 6.3.4，图 6.3.5）。

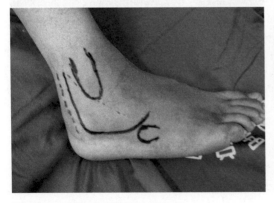

图 6.3.4　跟骨骨折传统外侧入路

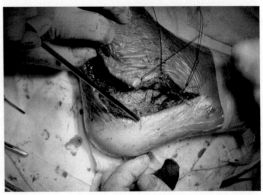

图 6.3.5　传统手术过程

跟骨为松质骨，通常均能顺利愈合，然而，切口并发症是跟骨骨折切口复位内固定术的严重并发症，文献报道切口皮肤坏死发生率为 8.5%～10%，深部感染发生率约 2%。其发生取决于创伤时所受到的暴力、是否为开放性损伤、创伤后水肿程度、病人基础情况等。为避免发生该并发症，医疗方面可以控制的因素包括手术时机的把握、微创等手术方式的选择、术中对皮瓣的保护、妥善闭合切口、术后临时制动以及负压引流治疗的使用等（图 6.3.6，图 6.3.7）。

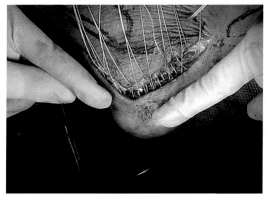
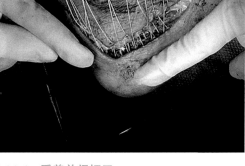

图 6.3.6　妥善关闭切口　　　　　　　　　图 6.3.7　跟骨骨折术后用负压引流

6.3.2　介固定技术治疗跟骨骨折概述

介固定技术治疗跟骨骨折的原理：选取微创切口复位跟骨骨折，重点恢复跟骨的长宽高度、关节面及 Bohler 角和 Gissane 角，然后临时固定骨折块，缺损塌陷处可行植骨处理。介固定架体按照跟骨外形设计，通过选择合适的介固定架体，进行皮外置钉，螺钉与架体锁定，分布于骨折两端的致密螺钉足够维持跟骨骨折复位后的位置稳定。

主要优势 1：该技术相较于传统钉板系统治疗跟骨骨折，在精准复位的同时，切口更小，对软组织的剥离和血供破坏更少，大大降低了困扰临床医师多年的术后切口感染、切口周围皮肤坏死等问题的发生率。

主要优势 2：可调控性有序拆除螺钉，负重的同时不断加强成骨训练，诱导跟骨内的骨小梁重建，加速跟骨骨折的愈合。

6.3.3　介固定技术治疗跟骨骨折典型病例

典型病例 1：男性，28 岁，高处坠落伤，身高 180cm，体重 80kg，双跟骨骨折。图 6.3.8～图 6.3.33 为病例诊治过程。

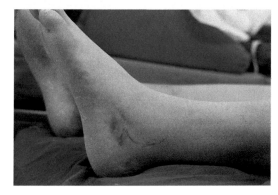
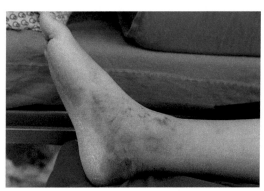

图 6.3.8　术前大体照可见足跟外侧肿胀，少量淤斑　　图 6.3.9　术前大体照可见足跟内侧广泛皮下淤斑

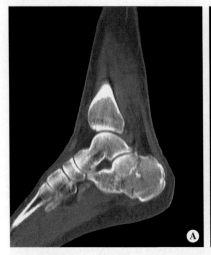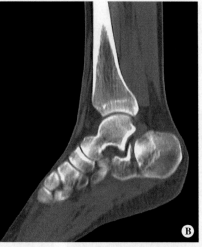

图 6.3.10　CT检查示双侧跟骨骨折，左侧重右侧轻　A.右跟骨矢状位片；B.左跟骨矢状位片

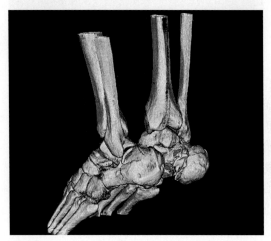

图 6.3.11　CT三维重建

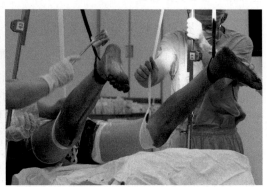

图 6.3.12　双侧同时消毒

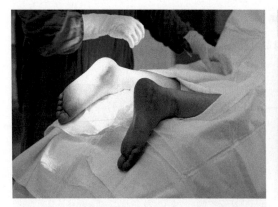

图 6.3.13　同时铺单

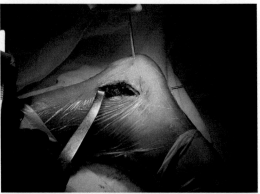

图 6.3.14　跟骨外侧腓骨尖下方 3～4cm 斜切口

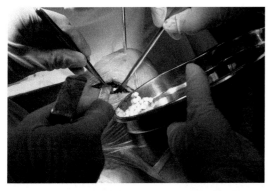

图 6.3.15 复位骨折克氏针临时固定，同时进行人工骨植骨

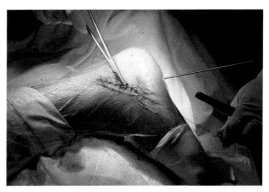

图 6.3.16 缝合关闭切口

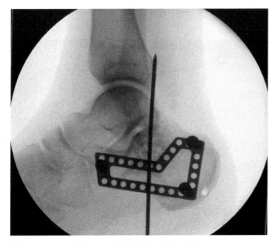

图 6.3.17 透视确认跟骨外架的位置

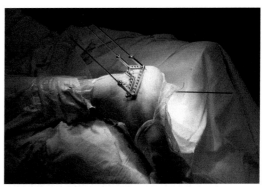

图 6.3.18 克氏针临时固定外固定架

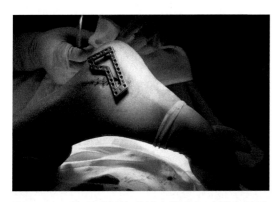

图 6.3.19 将克氏针换成锁定螺丝钉，固定骨折

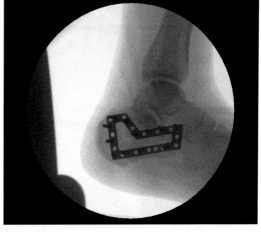

图 6.3.20 透视下再次确认外固定架的位置

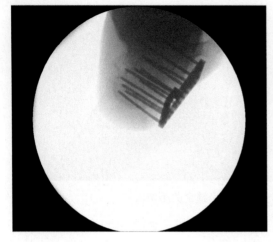

图 6.3.21 透视下再次确认螺丝钉的长度

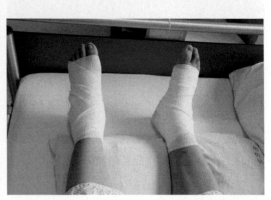

图 6.3.22 包扎伤口

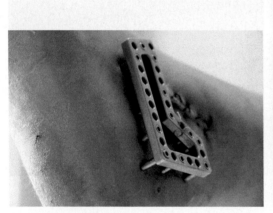

图 6.3.23 术后外像，固定可靠，小巧精致

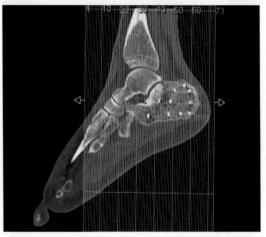

图 6.3.24 术后 CT 断层扫描，确认骨折复位情况

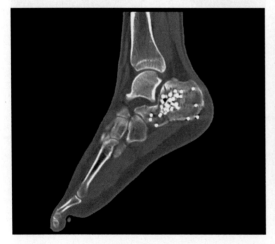

图 6.3.25 术后 CT 断层扫描，确认关节面及骨折复位良好，植骨充分位置好

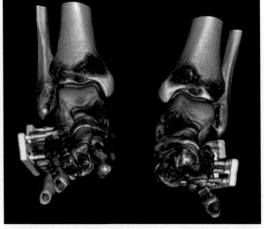

图 6.3.26 术后 CT 三维重建进一步确认骨折复位情况，固定情况

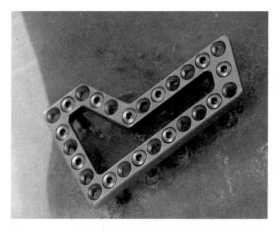

图 6.3.27 术后 3 个月复查外像，伤口愈合良好，外固定固定可靠

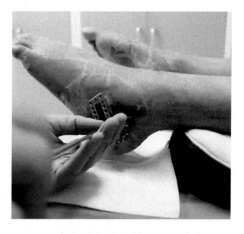

图 6.3.28 根据骨折愈合情况，逐步去除螺丝钉

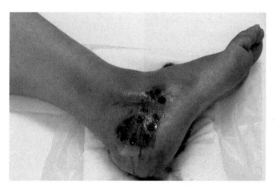

图 6.3.29 去除螺丝钉即刻的外像，有少量出血，外像不美观

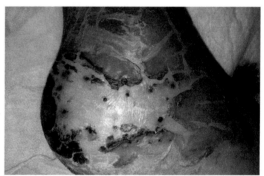

图 6.3.30 去除螺丝钉一周后外像，钉孔闭合，周边皮肤情况显著改善，外观逐渐好转

图 6.3.31 去除螺丝钉 2 个月后外像，皮肤情况基本恢复正常，仍然可见钉道痕迹，切口已经不明显

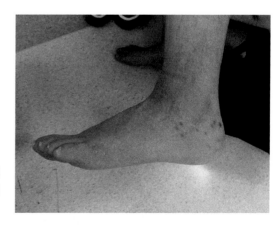

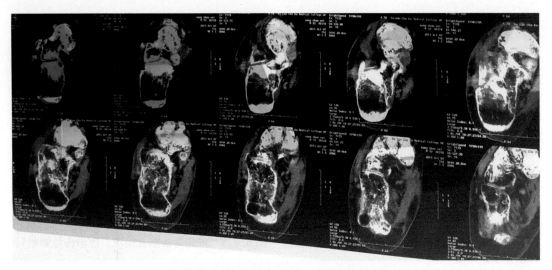

图 6.3.32　术后 5 个月 CT 断层扫描显示，骨折愈合良好，植骨区骨密度增加，可见明显的骨再生情况

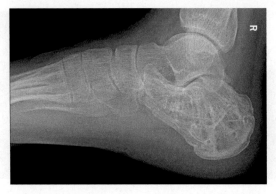

图 6.3.33　术后 5 个月 X 线片显示，骨折愈合良好，跟骨外形良好，可见明显的骨小梁增粗，呈条索状，仍然可见明显的钉孔痕迹

典型病例 2：男性，53 岁，右跟骨骨折。图 6.3.34 ～图 6.3.37 为其诊治过程。

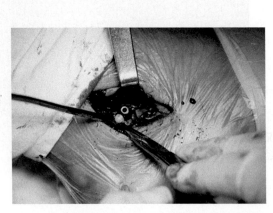

图 6.3.34　关节面可以用无头钉进行固定，无头钉拧入关节面下方，固定移位塌陷的关节面

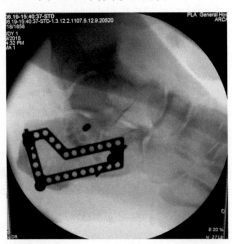

图 6.3.35　术中透视显示无头钉固定关节面塌陷的骨折块，无头钉位置良好，关节面解剖复位，周围可见人工骨的植骨颗粒

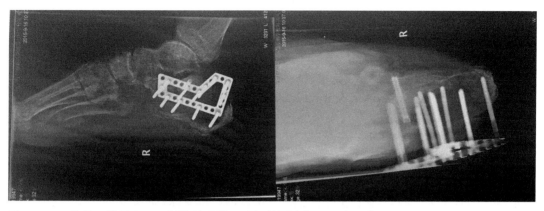

图 6.3.36 术后 X 线显示，正侧位均可见无头钉位置良好，固定可靠

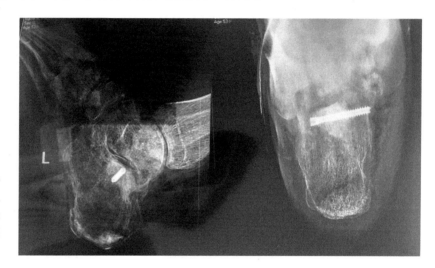

图 6.3.37 去除外固定后，仍然可见正侧位片均显示无头钉位置良好，固定可靠

6.3.4 介固定技术治疗跟骨结节撕脱骨折典型病例

典型病例：女性，77 岁，右跟骨结节撕脱骨折，图 6.3.38～图 6.3.56 为诊治过程。

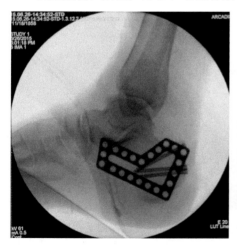

图 6.3.38 右跟骨结节撕脱骨折

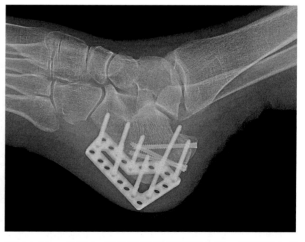

图 6.3.39 术后 X 线片显示骨折固定良好，根据张力带原理，为了防止骨折移位，在无头钉固定后，使用介固定可以有效防止固定的失败，同时也可以预防石膏固定后的关节僵硬等并发症

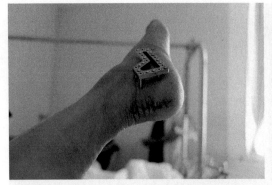

图 6.3.40　介固定术后外像，外固定位置良好，伤口愈合正常

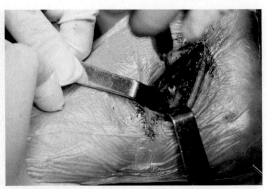

图 6.3.41　关节面骨折也可以用可吸收钉进行固定，图示正在拧入可吸收钉

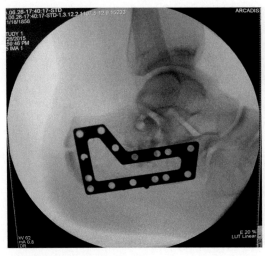

图 6.3.42　术中透视可见，无头钉的透光区，显示无头钉固定位置良好

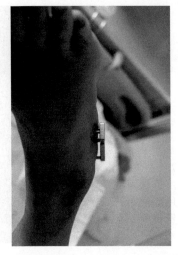

图 6.3.43　跟骨介固定贴皮固定，体积小，重量轻，舒适度高，避免了传统外固定体积大，重量大，笨重等不足，病人接受度明显提高

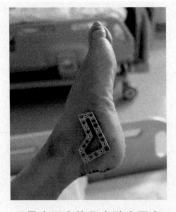

图 6.3.44　跟骨介固定体积小贴皮固定，病人可以穿着袜子，避免了外固定的暴露对病人的视觉刺激，病人容易接受，充分考虑到病人的心理感受，是新型生物 - 社会 - 心理医疗模式的良好实践

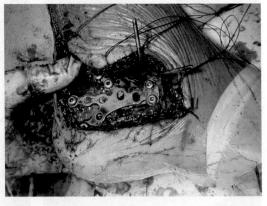

图 6.3.45　与传统切开复位内固定相比，切口明显减少，创伤剥离大幅度减轻，因此可以避免伤口并发症的发生

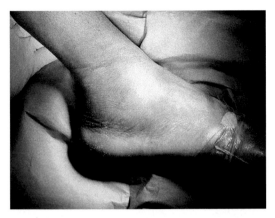

图 6.3.46 传统跟骨手术需要等到皮肤皱褶实验出现后才能手术，主要是避免切口并发症的发生（1）

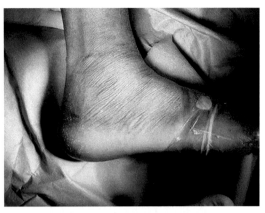

图 6.3.47 传统跟骨手术需要等到皮肤皱褶实验出现后才能手术，主要是避免切口并发症的发生（2）

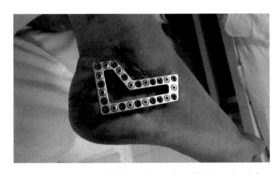

图 6.3.48 由于跟骨介固定手术，是外固定手术，没有内植物，创伤小，切口小，剥离少，所以可以使手术时机大大提前，较少考虑局部皮肤的情况，这大大缩短了病人的住院时间，加快了病人的康复时间

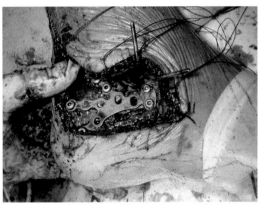

图 6.3.49 传统跟骨内固定手术，病人往往要求取出内固定，对病人家庭，社会都是一个资源的浪费

图 6.3.50 跟骨介固定属于外固定范畴，不需要二次手术取出内固定，在门诊可以拆除外固定，大大地减轻个人与国家的医疗负担，节约了医疗资源，具有良好的社会效益和经济效益

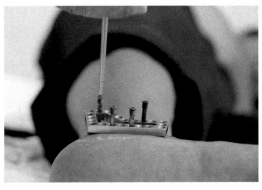

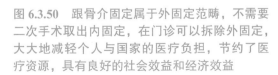

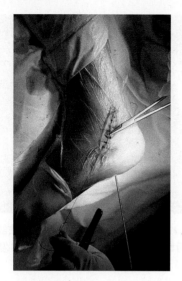

图 6.3.51　介固定微创切口

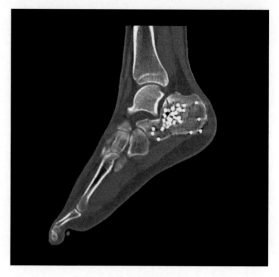

图 6.3.52　介固定实现解剖复位

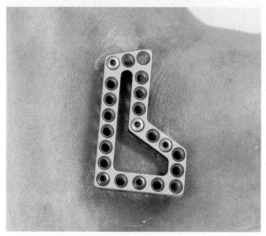

图 6.3.53　跟骨介固定是微创与精准的结合，既强调软组织的保护，又重视骨折的解剖复位，是中医筋骨并重理念的良好实践

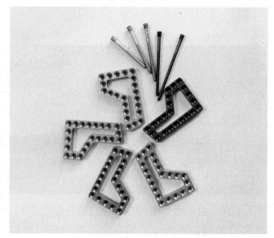

图 6.3.54　跟骨介固定是属于外固定范畴，可以做到个性化，满足病人对美好生活的向往，可以提供了多种个性化的产品

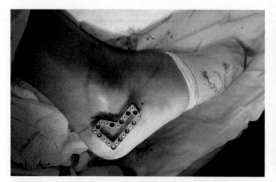

图 6.3.55　粉红色的介固定，是大多数女性病人的最爱，使得我们的治疗更加具有温度，给病人以选择的权利

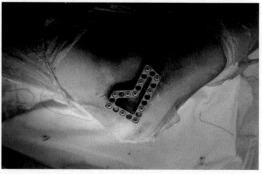

图 6.3.56　金色的介固定，是大多数男性病人的选择，使得我们的治疗更加贴近病人的个性化需求，给病人以选择的权利，不断满足人民不断增长的物质文化的需求，这是我们奋斗的目标

6.4 跖骨骨折

6.4.1 跖骨骨折概述

跖骨骨折多因直接暴力打击足背、碾压及足内翻扭伤的间接暴力引起；跖骨干骨折因相邻跖骨的支持，一般移位不大；第 2、3 跖骨颈部易发生应力骨折；第 5 跖骨基部骨折是由于足突然内翻，腓骨短肌猛烈收缩撕脱造成，很少移位。

跖骨骨折的治疗分为非手术治疗及手术治疗两种。手术治疗视骨折线形态可选用髓内螺钉、克氏针或钉板系统等固定（图 6.4.1～图 6.4.3）。

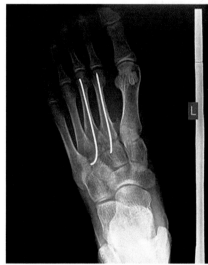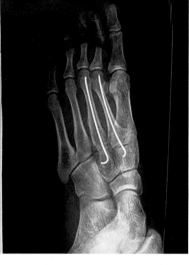

图 6.4.1 跖骨骨折的传统手术方法之一：克氏针固定

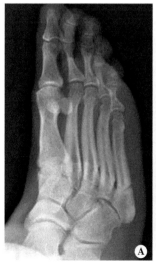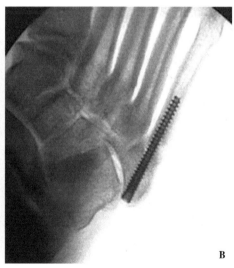

图 6.4.2 跖骨骨折的传统手术方法之二：髓内螺钉固定 A. 术前 X 线片；B. 术后 X 线片

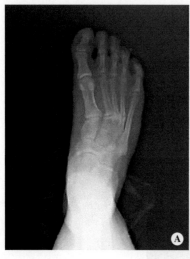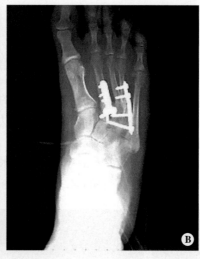

图 6.4.3 跖骨骨折的传统手术方法之三：钉板系统固定 A.术前 X 线片；B. 术后 X 线片

6.4.2 介固定技术治疗跖骨骨折概述

介固定技术治疗跖骨骨折的原理：根据跖骨骨折的类型和骨折线位置，以骨折区域为中心选择合适的切口，暴露骨折端并完成骨折复位，拉力螺钉实现断端加压及固定，皮肤外放置介固定架体，避开肌腱，拧入适量螺钉完成锁定。

主要优势 1：相比传统切开复位钢板内固定术，介固定技术更加微创，切口满足复位即可，可以减少传统手术对骨膜和软组织的剥离、对血供的干扰以及对肌腱的刺激。

主要优势 2：锁定结构的高强度保证骨折端的稳定性，允许病人术后早期负重行走，同时不影响病人的术后外观。

6.4.3 介固定技术治疗跖骨骨折典型病例

典型病例：女性，65 岁，右足第五跖骨骨折。图 6.4.4 ～图 6.4.14 为病例诊治过程。

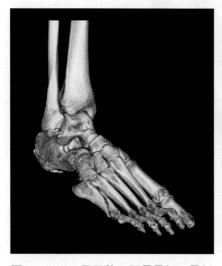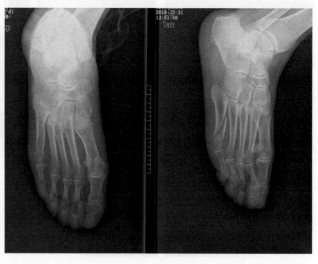

图 6.4.4 CT 显示第五跖骨骨折。骨折线为长斜型、螺旋状，一直延伸到第五跖骨头的位置，畸形及成角不明显，无明显的碎骨块，骨折分型为 A1 型骨折

图 6.4.5 X 线同样显示第五跖骨骨折。骨折线为长斜型，一直延伸到第五跖骨头的位置，畸形及成角不明显，无明显的碎骨块，未见其他合并骨折

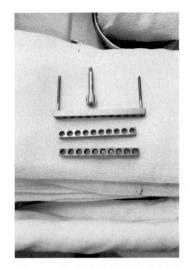

图 6.4.6 为手足专门设计的介固定外架，主要包括：长方体的架体（根据锁定螺纹孔的多少分为 10 孔、12 孔的架体）、各种长度锁定螺钉以及介固定的导向器

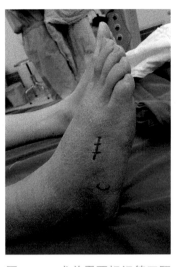

图 6.4.7 术前需要标记第五跖骨基底部，以骨折区域为中心，在第五跖骨骨干的内侧平行于骨干做一 3cm 切口

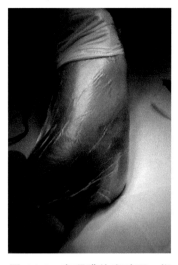

图 6.4.8 在硬膜外麻醉下，仰卧位患侧臀部下方垫高，保证足部能够进行术中透视。常规消毒铺单贴切口膜

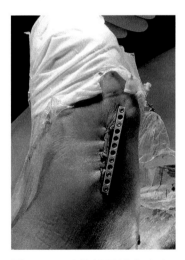

图 6.4.9 以骨折区域为中心，在第五跖骨骨干的内侧平行于骨干做一 3cm 切口，解剖复位骨折，以一枚拉力螺钉固定骨折，并进行断端加压，后缝合切口；于第五跖骨骨干的背外侧放置介固定外架

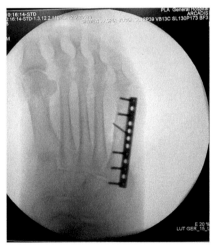

图 6.4.10 术中通过电视透视下确认骨折解剖复位，拉力螺钉位置好，骨折断端加压效果好，介固定外架放置的位置正确，螺钉分布合理，螺钉长度适中，固定效果满意

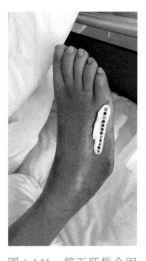

图 6.4.11 第五跖骨介固定外架体积小，形状美观，轻便且贴皮固定，较传统外架及内固定的固定方式，有明显的优势，是一种新型的骨折固定方法。换药采取酒精纱布隔离包裹，简便快捷

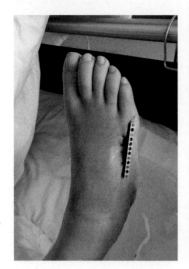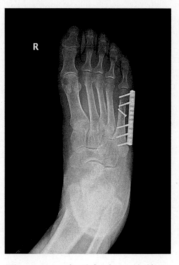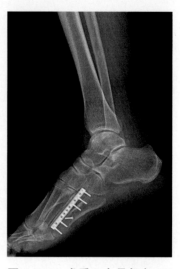

图 6.4.12　术后复查外像可见，伤口对合良好，无明显红肿，无渗液，介固定外架固定可靠，位置良好

图 6.4.13　术后复查 X 线片可见，骨折解剖复位，拉力螺钉位置好，骨折断端加压效果好，骨折线消失；介固定外架放置的位置正确，螺钉分布合理，螺钉长度适中，固定效果满意

图 6.4.14　术后 3 个月复查，X 线片可见，骨折愈合良好，骨折复位好，拉力螺钉位置好，骨折线消失；介固定外架放置的位置正确，螺钉分布合理，螺钉长度适中，固定效果可靠

第七章　开放性骨折

7.1　开放性骨折概述

7.1.1　概述

骨折时，合并有覆盖骨折部位的皮肤及皮下组织损伤，使骨折断端与外界相通者，称为开放性骨折。

开放性骨折 Gustilo-Anderson 分类：Ⅰ类开放性骨折，仅有＜1cm 的清洁伤口；Ⅱ类开放性骨折，伤口的撕裂超过 1 cm，但没有广泛的软组织损伤、皮瓣或撕脱；ⅢA 类开放性骨折，有广泛软组织撕裂伤或形成皮瓣，但骨骼仍有适当的软组织覆盖，或者不论伤口大小的高能量外伤，这一类损伤包括节段性或严重的粉碎性骨折，甚至包括那些只有 1cm 撕裂伤；ⅢB 类开放性骨折，有广泛的软组织缺失并伴有骨膜剥离和骨外露，这类骨折常被严重污染；ⅢC 类开放性骨折，伴有动脉损伤需要修补的开放性骨折，不论软组织创口有多大（图 7.1.1）。

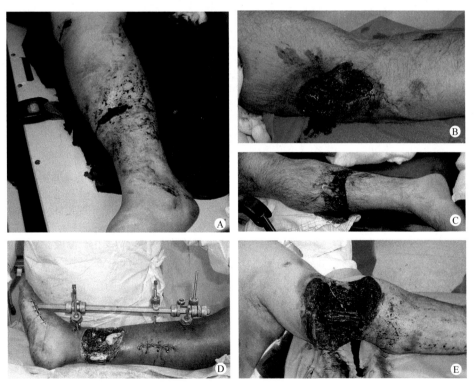

图 7.1.1　开放性骨折的 Gustilo-Anderson 分类　A. 髌骨Ⅰ类开放性骨折，胫骨干Ⅱ类开放性骨折；B. ⅢA 类开放性骨折，有广泛的皮肤和肌肉裂伤，几乎波及整个腿部；C. ⅢA 类胫骨开放性骨折合并广泛的骨膜撕脱，但没有大面积污染；D. ⅢB 类胫骨开放性骨折用外固定架固定；E. 肱骨近端ⅢC 类骨折

开放性骨折的治疗主要包括清创、骨折固定、伤口闭合及抗生素的使用等。其中，骨折固定是治疗开放性骨折的中心环节之一。骨折固定除具有维持骨折复位，保障骨折愈合，实现肢体早期锻炼，促进功能恢复的一般目的外，对开放性骨折来说更具有消除骨折端对皮肤的威胁，减少污染扩散，便于神经、血管、肌腱修复，利于伤口闭合的特殊意义。

开放性骨折的固定方式包括内固定（钉板系统、髓内钉等）和外固定（图 7.1.2，图 7.1.3）。由于这类病人感染、骨不连及伤口并发症风险高，如何选择合适的治疗方式一直是骨科医师临床实践中的难题。

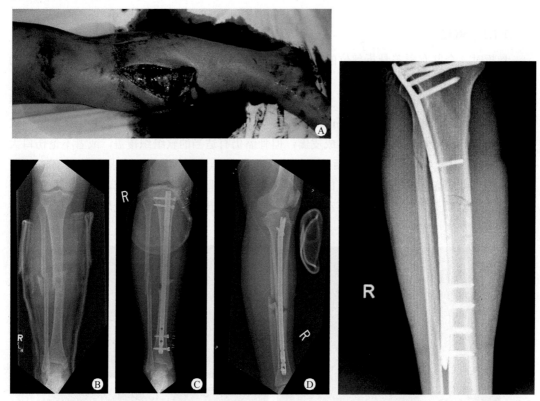

图 7.1.2　使用交锁髓内钉治疗开放性 Ⅲ B 型胫骨骨折
A. 术前外观；B. 术前 X 线片；C、D. 术后 X 线片

图 7.1.3　使用内固定钢板治疗胫骨开放性骨折

内固定通过钢板（如动力加压钢板或有限接触动力加压钢板）或髓内钉。外固定可作为最终固定方式或是临时固定方式（如二期内固定之前的临时固定）。由于金属钢板惰性表面的存在为细菌生长提供了一个良好的环境，因而使用钢板的争议主要集中在慢性感染的可能以及随之发生的感染性骨不连的可能。大部分临床研究不赞成钢板的应用，因此，对于开放性胫骨骨干骨折的前期处理并不推荐钢板内固定的使用。使用髓内钉可以避免对软组织和骨膜的进一步损伤，但仍有感染入血造成骨髓炎的可能。外固定架对骨折附近软组织及血运破坏较小，术后骨折愈合环境好，同时还具有操作简单、快捷、易调整等优点，常常作为开放性骨折或伴有软组织情况较差的闭合性骨折的一期或终极治疗方式。但是外固定架架体笨重、体积大，给病人生活带来很大不便，同时还有成角畸形、钉道感染、结构松动等风险，这也是制约其临床应用、让骨科医师头痛的问题（图 7.1.4 ～图 7.1.5）。

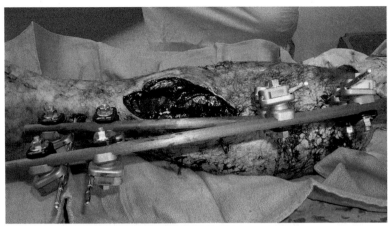
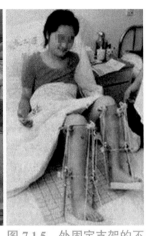

图 7.1.4　使用外固定架治疗胫骨开放性骨折

图 7.1.5　外固定支架的不便利性

7.1.2　介固定技术治疗开放性骨折概述

介固定技术治疗开放性骨折的原理：按照开放性骨折的处理原则常规给予抗生素预防感染，并进行及时有效的冲洗和清创，在清创的黄金 8 小时里，可利用已有开放创口进行骨折的解剖复位和临时固定。如已进行一期清创缝合，可缩短消肿及观察感染的时间，提前进行介固定手术。按照闭合性骨折的介固定治疗方式，架体贴近皮肤放置，骨折断端分别经皮拧入螺钉固定。完成固定后放置 VSD 负压吸引装置，进行持续伤口引流，监测炎性指标变化及伤口情况。即使在出现软组织感染的情况下，介固定仍可稳定骨折，辅助感染的治疗。以上情况均可作为开放性骨折的终极治疗。

主要优势 1：对开放性骨折清创的同时，完成对骨折的终极固定，在不增加感染风险及软组织损伤的情况下，改变了"一期外固定 + 二期内固定"的治疗模式，缩短了治疗周期。

主要优势 2：锁定结构的强度优势使架体大大缩小，简单轻便，在开放伤的治疗中，有利于术后伤口的处理、护理等，特别是 VSD 负压引流的配合使用。

7.2　胫骨干开放性骨折

介固定技术治疗开放性骨折典型病例

开放性胫骨骨折典型病例：男性，56 岁，车祸伤，致右胫腓骨远端开放性骨折，合并胫前肌腱及足背肌腱断裂。图 7.2.1 ～图 7.2.53 为病例诊治过程。

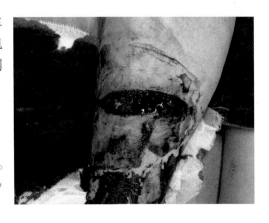

图 7.2.1　胫腓骨远端开放性骨折，胫前肌腱断裂。胫骨远端可见 10cm 横行皮肤裂伤，肌腱断裂外露，可见骨折端，局部污染较重，有少量活动性出血

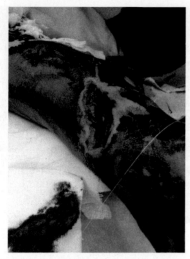

图 7.2.2 足背部显示 8cm 斜横行皮肤裂伤，肌腱断裂外露，未见骨折端，局部污染较重，无活动性出血，肢体远端血运尚可

图 7.2.3 X 线片显示，胫骨中远端可见横断型骨折，为简单骨折，骨折断端向前方成角明显，侧方骨折移位不明显

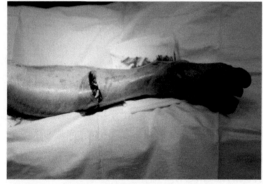

图 7.2.4 硬膜外麻醉下进行开放性骨折，清创外固定架固定术，首先大量生理盐水冲洗伤口，刷洗伤口至清洁状态，常规消毒铺单，准备手术

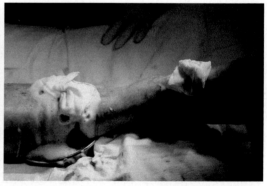

图 7.2.5 由于伤口开放时间过长（超过 12 小时），污染较重，用过氧化氢溶液纱布反复浸泡伤口，时间超过 10 分钟，三次

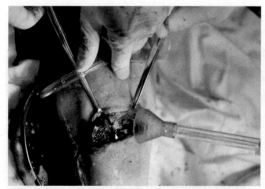

图 7.2.6 用生理盐水反复冲洗伤口，冲洗枪冲洗效果更佳，反复浸泡过氧化氢溶液，反复重复此操作直至清洗伤口干净

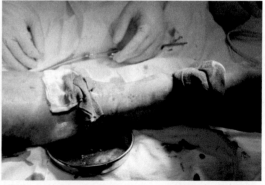

图 7.2.7 期间用碘伏浸泡伤口 5 分钟，再用生理盐水冲洗干净，根据冲洗的结果，可重复进行此操作，直至伤口冲洗干净为止

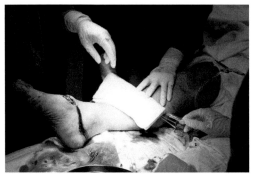

图 7.2.8 同样方法和程序处理足背的开放性伤口

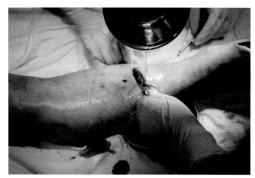

图 7.2.9 再次生理盐水冲洗伤口

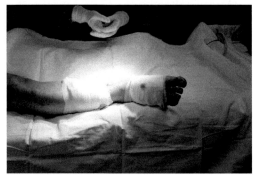

图 7.2.10 包扎伤口，再次铺单，准备清创修复

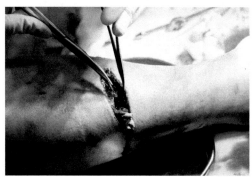

图 7.2.11 按外科要求，清创伤口，切除损伤的皮缘及深部的坏死组织

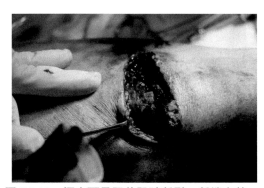

图 7.2.12 探查可见胫前肌腱断裂，断端齐整

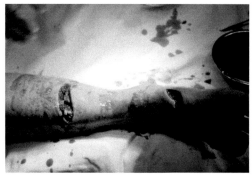

图 7.2.13 彻底清创去除坏死组织后再次用碘伏及生理盐水反复冲洗伤口

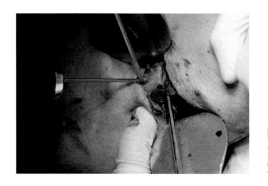

图 7.2.14 由于骨折类型为简单骨折，所以解剖复位骨折断端，垂直于骨折线，用导向器钉孔固定骨折

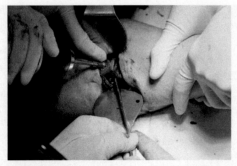

图 7.2.15 埋头器埋头，防止骨折端劈裂，增加顶帽的接触面积，有效加压

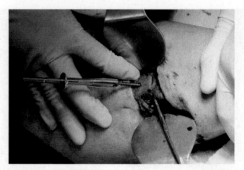

图 7.2.16 测深并拧入全螺纹钉

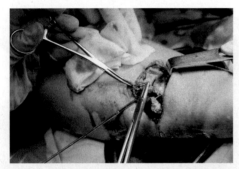

图 7.2.17 用肌腱缝合线修复缝合胫前肌腱，采用改良 Keseler 缝合法

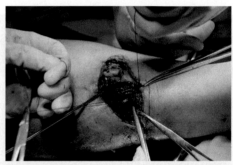

图 7.2.18 修复胫前肌腱的同时修复局部的肌肉及周边软组织筋膜

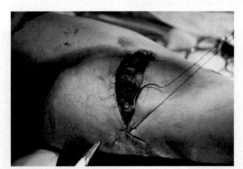

图 7.2.19 粗针大线间断缝合伤口，为术后使用 VSD 做准备

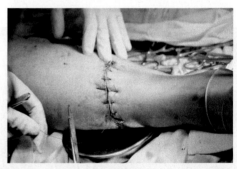

图 7.2.20 粗针大线间断缝合伤口，针间距较大，保证积液能够从针间隙流出，对于开放性伤口，特别是污染较重的伤口尤为重要

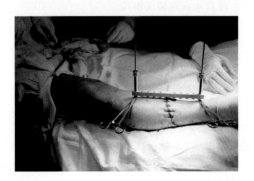

图 7.2.21 用克氏针将介固定外架临时固定于胫骨干上，要求胫骨介固定外架距离皮肤有 3mm 的距离，可以用止血钳加持克氏针，防止介固定外架压迫皮肤

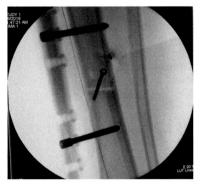

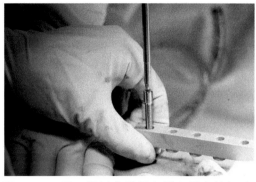

图 7.2.22　电视透视下确认，外固定架的位置，骨折复位情况，螺丝钉的长度

图 7.2.23　逐一经过套筒导向器，用电钻打孔，攻丝，后拧入螺丝钉

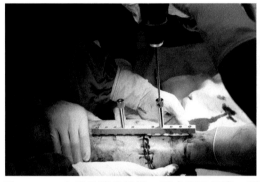

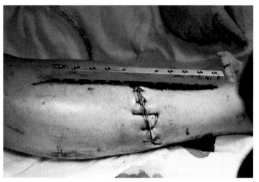

图 7.2.24　由于是简单骨折，要求坚强固定，所以靠近骨折端的两枚螺钉必须打

图 7.2.25　锁定螺丝钉全部拧入，胫骨干骨折，要求至少拧入八枚螺钉

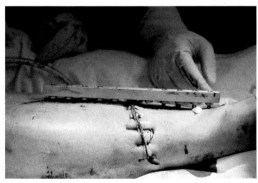

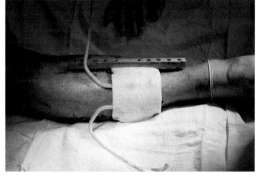

图 7.2.26　侧位可见架体距皮肤有 3 ～ 5mm 的距离，可以很好地防止皮肤的压伤，同时方便换药和观察钉道的情况，对于开放伤十分重要

图 7.2.27　在开放伤口处放置 VSD 负压引流，首先选择合适大小的 VSD，能够很好覆盖伤口，同时在 VSD 的四个角进行缝合固定

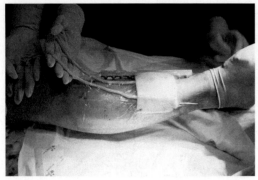 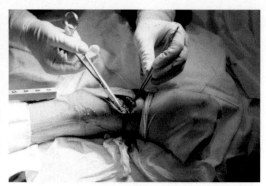

图 7.2.28　用 VSD 贴膜或手术专用的切口贴膜，严密覆盖贴合，将介固定外架和伤口及 VSD 同时覆盖贴合，这大大减少了手术贴合的难度，可以明显缩短手术时间

图 7.2.29　修复足背部的伤口，主要是缝合断裂的肌腱

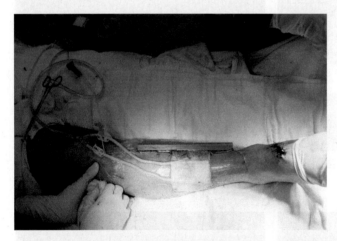

图 7.2.30　伤口缝合后，完成 VSD 负压吸引

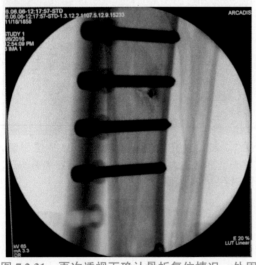 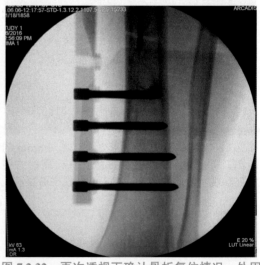

图 7.2.31　再次透视下确认骨折复位情况，外固定架的位置，螺丝钉的长度（1）

图 7.2.32　再次透视下确认骨折复位情况，外固定架的位置，螺丝钉的长度（2）

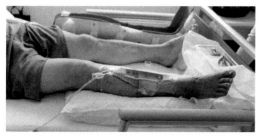

图 7.2.33 术后第一天换药，可见伤口处 VSD 覆盖良好，负压吸引在位，压力适中，没有漏气的现象；足背部的伤口对合良好，无积液渗出

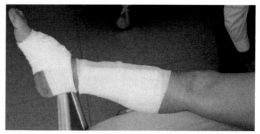

图 7.2.34 由于介固定外架体积小巧，术后可以将外架用弹力绷带一起包裹，术后便于护理，病人感觉舒适

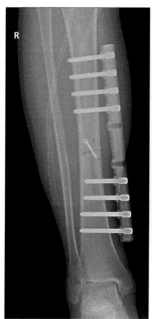
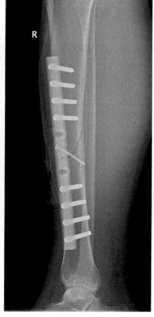

图 7.2.35 术后第一天复查 X 线片，骨折解剖复位，仍可见骨折线，断端拉力螺钉固定确实可靠，外固定位置好，螺丝钉长度适中，可见局部引流管影像

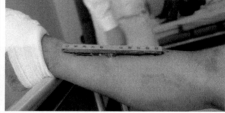

图 7.2.36 一周后去掉 VSD 负压引流，可见介固定下方，有条状血性水泡，软组织肿胀不明显

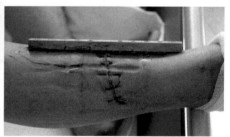

图 7.2.37 原始伤口愈合良好，无渗出渗液，周边可见少许水泡，整体软组织恢复良好

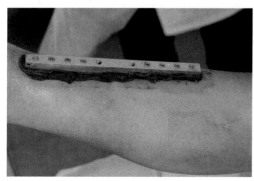

图 7.2.38 去除 VSD 后改用常规碘伏换药

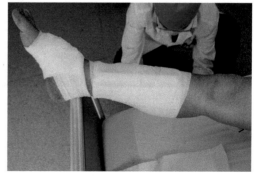

图 7.2.39 换药后将外固定架和伤口用弹力绷带一同包裹，再次显示了介固定外架的优势，小巧美观，病人舒适度高，乐于接受

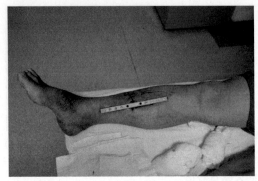

图 7.2.40   术后两周可见胫骨远端及足背的伤口愈合良好，外固定架固定可靠，位置正常

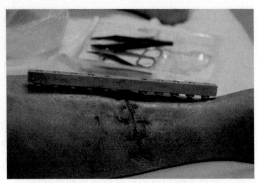

图 7.2.41   侧方可见外固定架与皮肤距离适中，架下皮肤没有压迫，有一定的间隙，软组织修复良好，没有感染征象

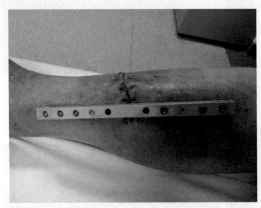

图 7.2.42   骨折术后一个月复查，可见患肢肿胀减轻，伤口愈合良好

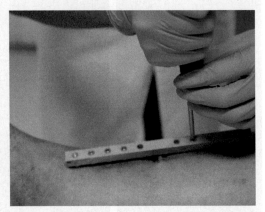

图 7.2.43   在门诊换药室，将紧邻骨折端的两枚螺丝钉取出

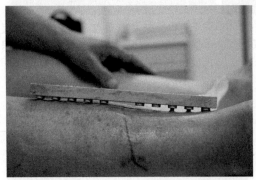

图 7.2.44   拆除后开始骨折端的微动训练

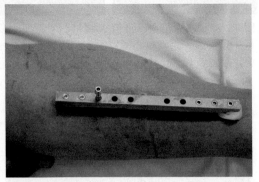

图 7.2.45   每隔一个月复查一次 X 线片，根据骨折愈合的情况，由骨折端向两侧逐一去除螺丝钉

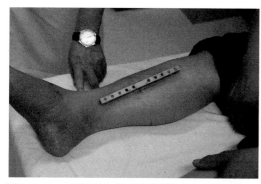

图 7.2.46 逐渐增加骨折端的微动，刺激骨痂生长

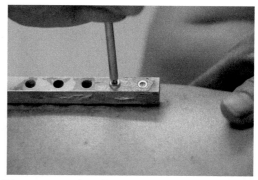

图 7.2.47 逐步取出螺钉

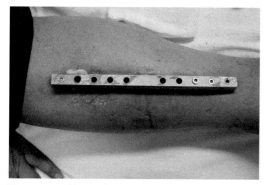

图 7.2.48 并用酒精棉球压迫钉眼

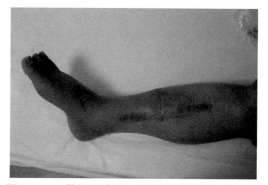

图 7.2.49 骨折手术后 4 个月全部取出螺丝钉及外固定架，伤口愈合良好，软组织及肌腱愈合良好

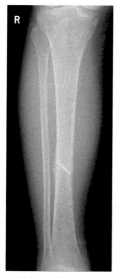

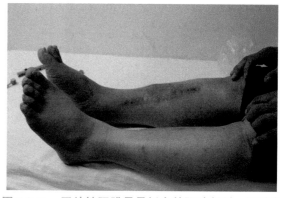

图 7.2.50 经过逐一去除螺丝钉的骨训练，可见骨折断端有明显的骨痂生长，一方面骨折的断端的微动可以促进骨折生长，另一方面又可以有效的预防一次性去除外固定架后的再骨折发生

图 7.2.51 开放性胫腓骨骨折合并肌腱断裂，经过介固定的修复，骨折愈合良好，肌腱完全修复，患肢功能满意

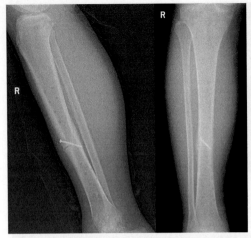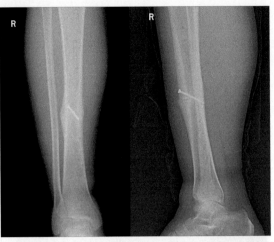

图 7.2.52　去除介固定外架 2 个月后，即术后 6 个月，复查 X 线片，骨折对位对线良好，前方仍可见明显骨折线，但是已经有明显的骨痂生长，包绕骨折断端一周，有别于传统骨折的愈合方式，是介固定骨训练的效果，可以有效地预防传统固定方式拆除内外固定后的再骨折

图 7.2.53　术后 9 个月复查 X 线片，骨折对位对线良好，前方骨折线已经消失，可见大量骨痂生长，骨痂密度增高，骨痂数量增多，钉孔进一步模糊，已经达到骨折临床愈合标准

7.3　股骨干开放性骨折

介固定技术治疗股骨干开放性骨折典型病例

典型病例：男性，44 岁，车祸伤致左股骨干开放性骨折。图 7.3.1～图 7.3.42 为病例诊治过程。

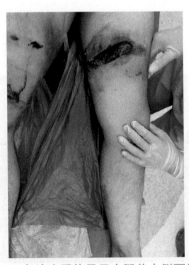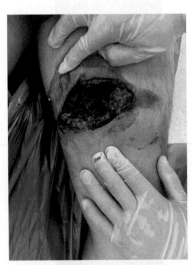

图 7.3.1　急诊室照片显示大腿前内侧可见一横型皮肤裂伤，长约 20cm，无活动性出血，污染较为严重

图 7.3.2　伤口很深，可见肌肉断端及断裂的筋膜组织，无活动性出血，伤口内外均可见广泛的污物，伤口污染严重，软组织挫伤严重

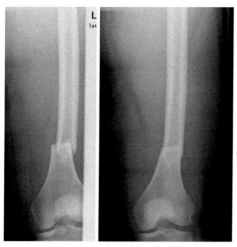

图 7.3.3 急诊室 X 线片显示股骨干远端横断骨折，A3 型骨折，骨折断端轻度重叠短缩畸形，断端无明显成角及旋转畸形

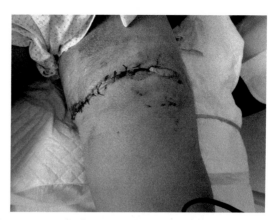

图 7.3.4 急诊局部麻醉下给以清创缝合术，皮肤采取粗针大线间断缝合，皮缘有部分变黑，对合不佳，渗出不明显，局部软组织肿胀明显

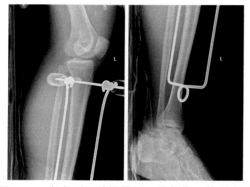

图 7.3.5 考虑到开放性骨折，局部伤口情况尚不稳定，入院后行胫骨结节骨牵引，10kg 重量持续骨牵引，给予抗生素预防感染、消肿等处理，局部加强换药，观察伤口情况，等待手术时机

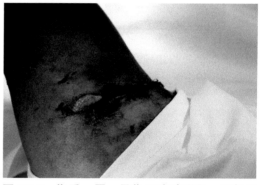

图 7.3.6 伤后一周，见伤口消肿明显，局部无渗出，无明显感染征象，血液检验指标也无明显感染征象，准备手术治疗，由于局部条件不佳，有感染风险，拟采取介固定治疗

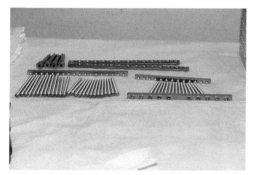

图 7.3.7 依据骨折类型及骨折需要固定的范围，选择准备合适的介固定外架，准备不同长度的锁定螺丝钉，消毒备用

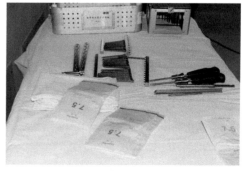

图 7.3.8 配套器械主要包括，直径 4.8mm 的克氏针及快速连接手柄、测深器械、介固定专用套筒导向器等

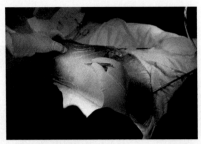

图 7.3.9　常规消毒铺单，避开原始伤口，在大腿外侧，以骨折断端为中心，做一长约 5 ～ 6cm 的手术切口

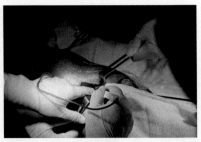

图 7.3.10　沿切口切开皮肤皮下，逐层显露，显露骨折断端，注意保护软组织，特别防止与原始伤口保持距离，防止与原始伤口沟通

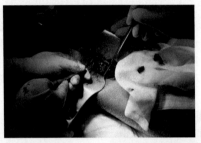

图 7.3.11　显露骨折断端，清理骨折断端嵌顿的肌肉及骨膜等软组织，骨折断端未见明显的污物及污染的组织，彻底清理断端坏死组织

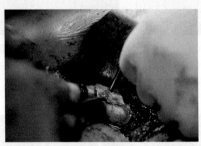

图 7.3.12　解剖复位骨折断端，选择合适位置进行拉力螺钉固定

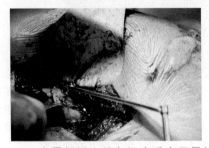

图 7.3.13　由骨折近心端向远方垂直于骨折线，通过导向器打孔，采取先打滑动孔再打对侧孔的方法，通过电钻钻孔

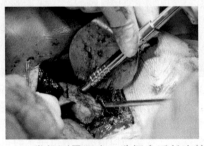

图 7.3.14　常规测量深度，选择合适长度的拉力螺钉

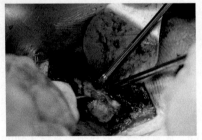

图 7.3.15　用埋头器进行埋头，主要是增加局部的接触面积，预防加压过程中出现骨折，另外也可以产生更好地骨折断端加压效果

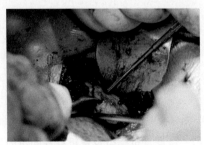

图 7.3.16　股骨干皮质十分坚硬，需要进行攻丝处理

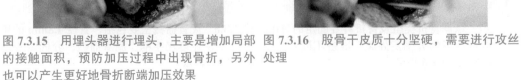

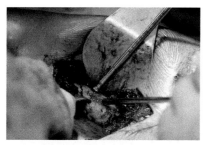

图 7.3.17 选择合适长度的螺丝钉垂直于骨折线拧入，进行骨折断端加压固定。由于此骨折为简单骨折，要求解剖复位，断端加压，拉力螺钉加压固定是必须的

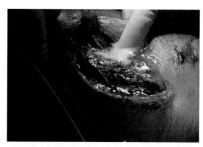

图 7.3.18 冲洗枪反复冲洗伤口，预防感染发生，再好的抗生素也比不上良好的外科技术，所以彻底的清创、反复的冲洗、良好的修复是非常必要的

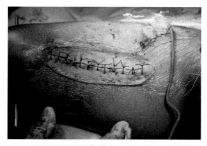

图 7.3.19 逐层严密缝合切口，切口干净，为介固定固定做准备

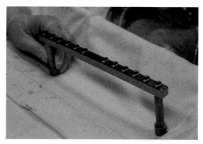

图 7.3.20 选择合适的介固定外架，主要是选择强度足够的下肢介固定外架，另外需要根据骨折类型及固定的强度，选择合适孔数即长度的介固定外架。我们给这个病人选择的是 12 孔介固定外架

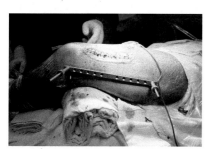

图 7.3.21 首先将介固定外架置于股骨干的外侧，先用两枚 4.8mm 克氏针临时固定与股骨干上，先打近端克氏针，再打远端克氏针，透视下确认介固定外架的位置

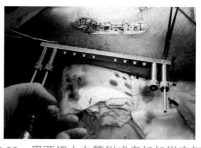

图 7.3.22 用两把大血管钳或者扣扣钳夹与皮肤与架体之间的克氏针上，主要是防止外架压迫皮肤，同时也便于护理钉道

图 7.3.23 把持两枚克氏针不动，在套筒导向器的辅助下，用电钻打孔，攻丝，逐个拧入介固定锁定螺丝钉，此操作支持电钻操作，省时省力

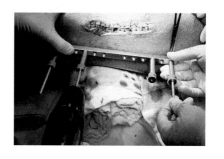

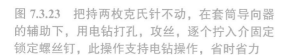

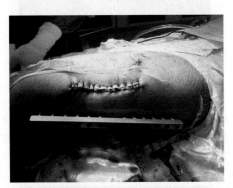 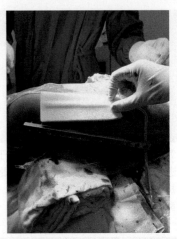

图 7.3.24　考虑到病人为年轻男性，肌肉发达，污染严重，又属于高暴力损伤，估计骨折愈合时间较长，采取近心端六枚锁定螺丝钉，远端采取四枚锁定螺丝钉固定，确保骨折愈合前介固定外架的固定强度

图 7.3.25　根据伤口的外形及大小选择合适的 VSD 负压引流装置

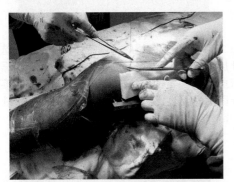 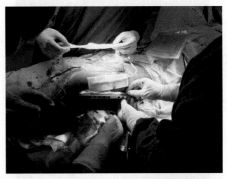

图 7.3.26　将合适大小的 VSD 负压引流装置进行缝合固定，在四个角及各个边的中点间断缝合即可

图 7.3.27　用酒精纱布条将皮肤与架体之间隔开，主要是防止负压过大的时候，在架体与皮肤间产生压力性水泡

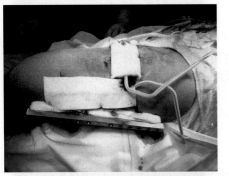 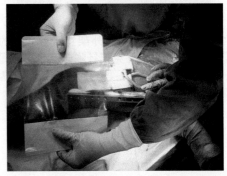

图 7.3.28　将原始伤口的切口膜去掉，采取上述同样方法，选择合适的 VSD 负压引流装置，进行缝合固定。此时一定注意先后程序，先处理干净切口再处理污染伤口，不能搞反了

图 7.3.29　用大块的切口膜将介固定外架和 VSD 负压引流装置包裹覆盖，尽量用一整块切口膜

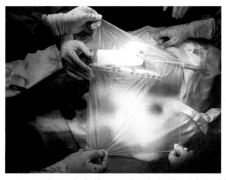

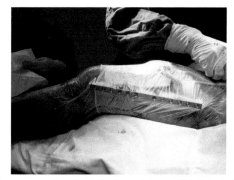

图 7.3.30 由于病人伤口、切口及外固定架的面积太大，一块膜不够，采用两块大膜重叠包裹覆盖的方法，进行粘贴封闭

图 7.3.31 为了防止漏气，也可以采取多层覆盖法，粘贴手术区域

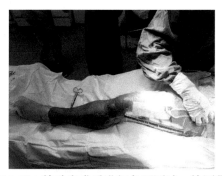

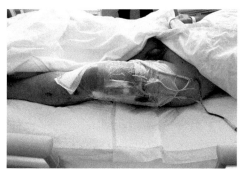

图 7.3.32 粘贴完成后进行负压测试，检测是否有漏气的地方，进行弥补，由于介固定体积小巧，可以用整块的切口膜一次性包裹覆盖，操作简便，覆盖及封闭效果很好，一般不会出现漏气的现象，较传统外架上 VSD 负压引流装置，操作难度及封闭效果有明显的改善

图 7.3.33 术后第一天可见，VSD 负压引流装置固定在位，负压引流通畅，负压强度适中，负压效果好，有少许血性引流液引流出。介固定外架固定可靠，位置好

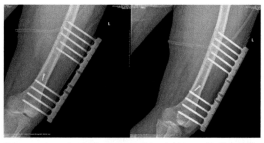

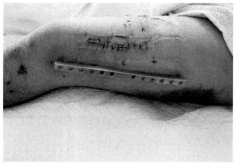

图 7.3.34 术后第一天复查正侧位 X 线片可见，骨折断端解剖复位，骨折线消失，拉力螺钉加压效果好，位置好。介固定外架固定可靠，螺丝钉长度适中

图 7.3.35 术后一周，去除 VSD 负压引流装置，外侧切口愈合良好，可见负压吸引的皮肤压痕，局部肿胀消退明显，介固定外架位置正常，固定可靠，钉道反应不明显，没有明显的钉道反应

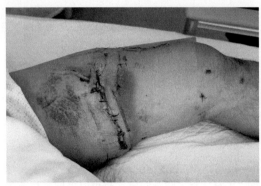

图 7.3.36　原始伤口愈合尚可，无渗出，痂皮脱落明显。局部软组织消肿较好，皮肤淤血淤斑明显消退

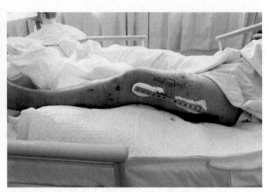

图 7.3.37　去除 VSD 负压引流装置后，介固定外架采取常规换药即可，钉道护理同传统外固定架，用纱布条隔开皮肤与外架效果更好

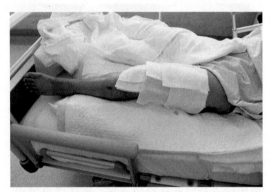

图 7.3.38　常规换药后，外架用纱布包裹用绷带包扎即可，这也是介固定外架的优点，小巧轻便，护理方便，病人感官舒适，更体现人性化

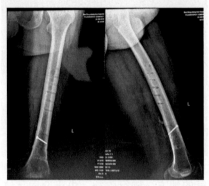

图 7.3.39　术后半年复查正侧位 X 线片可见骨折愈合良好，骨折线消失，仍可见拉力螺钉位置无变化，拉力螺钉两侧仍然可见外固定去除后的钉孔

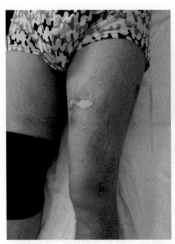

图 7.3.40　正位像仍然可见原始伤口及手术切口的瘢痕，均愈合良好，瘢痕逐渐淡化，局部软组织无肿胀

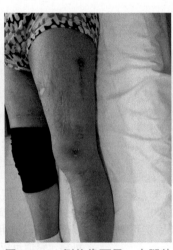

图 7.3.41　侧位像可见，大腿外形正常，肿胀不明显，仍然可见介固定外架去除后留下的瘢痕及部分色素沉着

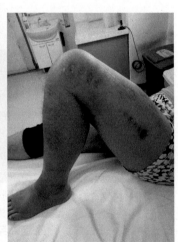

图 7.3.42　术后半年，病人下肢活动度恢复正常，肌力也得到明显的恢复，治疗效果满意

7.4　掌骨开放性骨折

介固定技术治疗掌骨开放性骨折典型病例

典型病例：男性，46 岁，汽车碾压致掌骨骨折。图 7.4.1～图 7.4.25 为病例诊治过程。

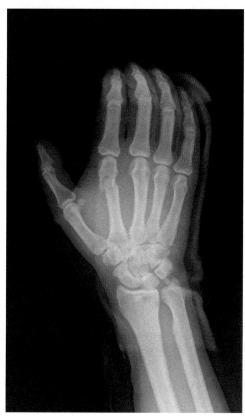

图 7.4.1　X 线片显示第二掌骨远端骨折，骨折为简单骨折，横断骨折，骨折断端成角明显，属于高暴力损伤

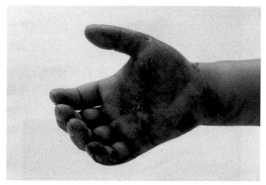

图 7.4.2　术前掌侧外像，可见手掌肿胀明显，掌心可见横行皮肤裂伤伤口已缝合，无明显渗出，长约 10cm

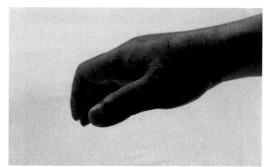

图 7.4.3　术前背侧外像，可见手掌肿胀明显，拇指甲下可见积血和淤斑，拇指基底背侧可见横行皮肤裂伤，伤口已缝合，长约 5cm，无明显渗出

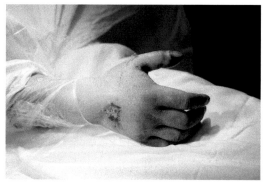

图 7.4.4　臂丛麻醉，上止血带，上肢外展放于透视桌上，常规消毒铺单，贴切口膜（1）

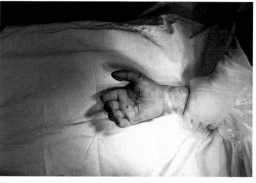

图 7.4.5　臂丛麻醉，上止血带，上肢外展放于透视桌上，常规消毒铺单，贴切口膜（2）

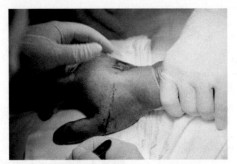

图 7.4.6 掌心向下，于第二掌骨背外侧，以骨折端为中心，做 2～3cm 切口，避开局部皮肤擦伤，如图红线所示

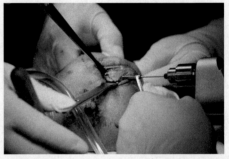

图 7.4.7 切开皮肤皮下，常规显露骨折断端，以小骨撬显露保护断端，以蟹爪巾钳复位骨折断端，解剖复位断端后，以拉力钉固定骨折断端

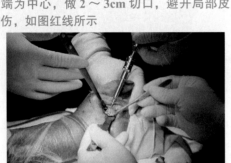

图 7.4.8 首先打桡侧拉力钉，常规拉力钉操作程序，首先打滑动孔，插入导向器，打对侧孔，测深，最后如图所示拧入拉力螺钉

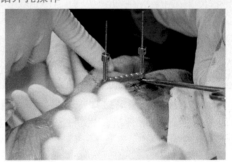

图 7.4.9 如图所示同样方法及程序，打入尺侧拉力螺钉，如图所示正在进行尺侧拉力螺钉的电钻开孔操作

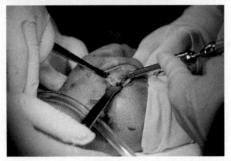

图 7.4.10 同样的测深，最后如图所示拧入尺侧拉力螺钉。两枚拉力螺钉，均需要尽量与骨折面保持垂直，并且进行骨折端加压固定。如图所示正在拧入拉力螺钉

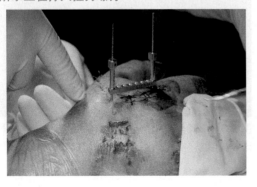

图 7.4.11 间断缝合切口，同时用止血钳将外固定架提升到合适的高度，防止肿胀后皮肤受到压迫，打入克氏针，临时固定外固定架

图 7.4.12 外固定架距皮肤高度约为 3mm 左右，既不能太高也不能太低，既要防止皮肤受压，又要保持固定的可靠性及强度，如图所示外架和伤口的位置合适恰当，外架不影响伤口观察和换药

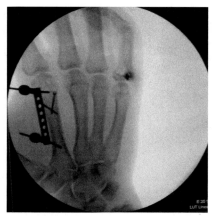

图 7.4.13　透视下确认骨折断端解剖复位，两枚拉力螺钉固定确实，位置好，螺丝钉长度准确，外固定位置好，克氏针固定的位置好，预留的其余邻近螺丝钉位置好，可以打得上

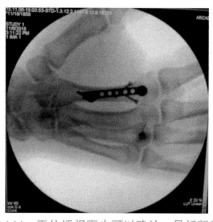

图 7.4.14　正位透视下也可以确认，骨折断端解剖复位，两枚拉力螺钉固定确实，位置好，螺丝钉长度准确，外固定居中位置好，克氏针居中打入，位置很好，具备最终固定螺丝钉的条件

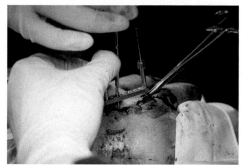

图 7.4.15　将克氏针逐一换成螺丝钉，在操作过程中，避免暴力操作，防止骨折再次移位，同时注意保护周围的软组织

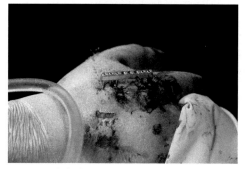

图 7.4.16　全部螺丝钉更换完毕，切口对合良好，平整，外固定架位置正常，钉道周边皮肤平整，软组织形态正常，操作对原来的原始皮肤损伤没有明显的干扰，属于微创手术操作范畴

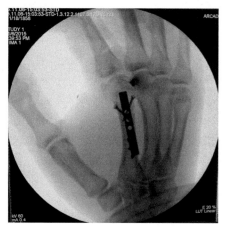

图 7.4.17　再次透视确认骨折的复位及固定情况

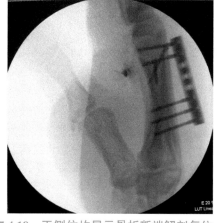

图 7.4.18　正侧位均显示骨折断端解剖复位，骨折线消失，加压效果明显，拉力螺钉位置及固定良好，外固定架固定可靠，位置好，螺丝钉长度及位置满意

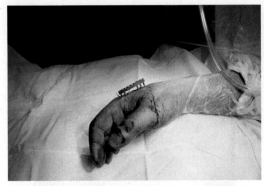

图 7.4.19　手术完成后外像可见，外固定架位置在第二掌骨的桡背侧，成功地避开了皮肤的擦伤区域，同时也能避开对肌腱的干扰

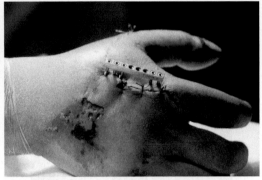

图 7.4.20　架体距离皮肤有一定的距离，确保固定强度的前提下，又防止了皮肤的压伤，又紧贴皮肤固定，兼顾了小巧美观的特性

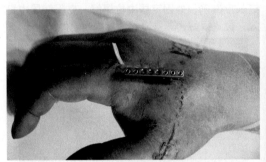

图 7.4.21　由于考虑到局部的软组织条件不佳，防止术后出现感染的并发症，我们在切口处置入一根小引流条，防止积液引发感染

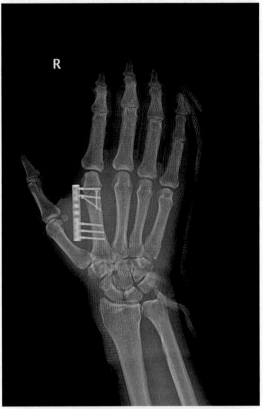

图 7.4.23　术后一个月复查，外像可见病人伤口愈合，软组织消肿明显，无感染征象，介固定外架固定良好可靠，小巧轻便，美观大方

图 7.4.22　术后第二天复查 X 线显示，骨折断端对合良好，内固定位置良好，外固定架位置好，固定可靠确实

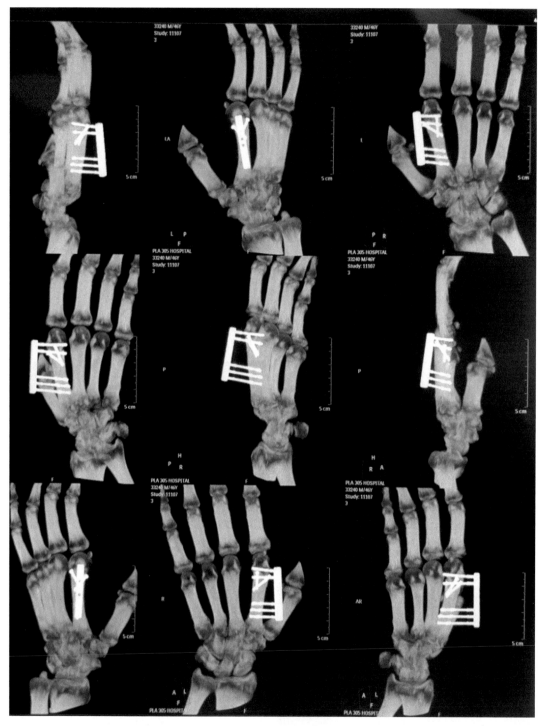

图 7.4.24　三维重建复查可见介固定外固定架固定位置好，螺丝钉长度适中，介固定固定可靠

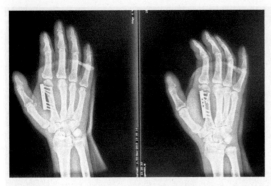

图 7.4.25　介固定掌骨骨折一个月复查 X 线片显示，骨折愈合正常，骨折线消失，拉力螺钉位置好，固定可靠，外固定在位，固定确实

7.5　胫腓骨术后感染

介固定技术治疗胫腓骨术后感染典型病例

典型病例：男性，58 岁，车祸致左股骨干骨折、左胫腓骨开放性骨折，移位明显。外院行左股骨骨折切开复位钢板螺钉内固定术，左胫骨开放性骨折清创、闭合复位外固定术。术后切口感染，渗出较多，无法二期行内固定治疗。图 7.5.1 ～图 7.5.15 为病例诊治过程。

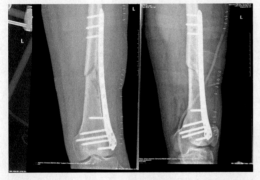

图 7.5.1　股骨骨折一期行切开复位钢板螺钉内固定术，骨折复位良好

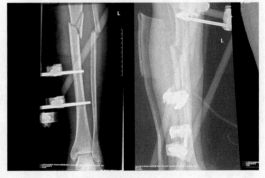

图 7.5.2　胫骨开放性骨折，采取一期清创、闭合复位外固定支架固定术，二期拟行内固定治疗

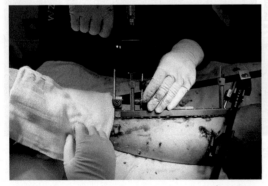

图 7.5.3　术后切口培养及炎性指标提示切口感染，无法二期行内固定治疗，考虑到骨折断端无愈合迹象、外固定架稳定性及不方便等原因，故采用介固定技术作为胫骨骨折的终极治疗。此图为将介固定架体放置于胫骨前侧，避开外固定支架结构。架体两端用电钻置入克氏针临时固定架体

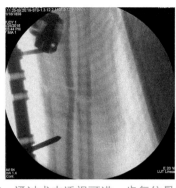

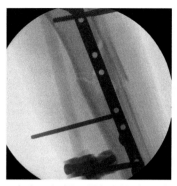

图 7.5.4 通过术中透视可进一步复位骨折断端，调整外架及介固定的克氏针，当骨折复位良好时，再次置入克氏针临时固定架体

图 7.5.5 术中透视提示骨折侧位复位良好

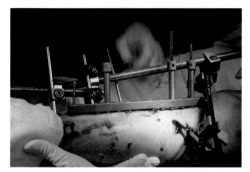

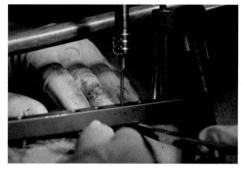

图 7.5.6 沿架体两端分别向近端置入套筒，钻头钻孔，穿透双层皮质

图 7.5.7 测深尺测深，此时用血管钳将架体底部与皮肤分隔 3mm 左右，避免皮肤受压坏死

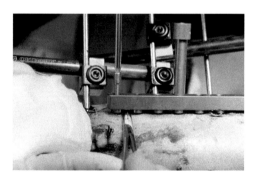

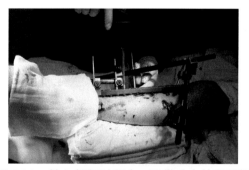

图 7.5.8 根据测深结果选择合适长度的锁定螺钉，拧入骨质内，注意架体与皮肤的分隔

图 7.5.9 拧入螺钉过程中，可借助电钻实现快速拧入，减少手术时间

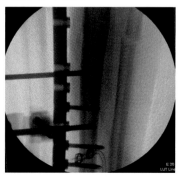

图 7.5.10 术中透视检验螺钉的位置及长度

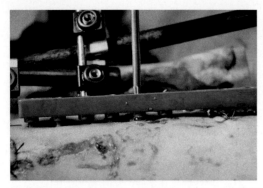

图 7.5.11 拧入螺钉后，侧面可见架体与皮肤的距离合适，无明显受压

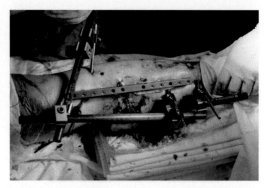

图 7.5.12 介固定安装完毕，未拆除外固定支架

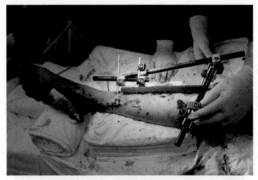

图 7.5.13 可见架体与传统外固定支架形成鲜明对比，外固定支架架体更笨重、粗大，螺钉更长更粗

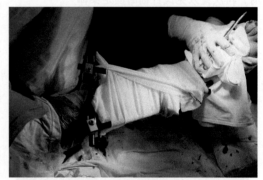

图 7.5.14 带有外固定支架的小腿包扎时操作困难，无法有效形成覆盖和加压

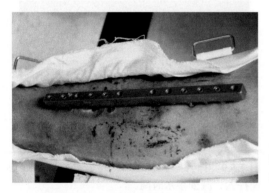

图 7.5.15 术后 13 个月复查，外固定支架已去除，架体结构稳定，伤口已经愈合，架体紧贴皮肤，换药及日常生活更加方便，利于病人接受

第八章 介固定技术在其他骨科疾病与损伤中的应用

8.1 介固定与 VSD

介固定与 VSD 概述

近年来，在开放性骨折的临床治疗过程中，外架与 VSD 联合应用是一种常见的治疗组合；效果肯定，应用逐渐增多，有效提高了开放性骨折的治疗疗效，而 VSD 使用过程中，创面的封闭情况直接关系到负压引流的效果，其中也暴露出许多问题，比如：操作复杂；密闭性差容易漏气，需要反复贴补。根本原因是传统外架体积大（图 8.1.1～图 8.1.3）。

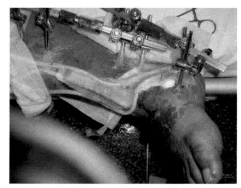

图 8.1.1　传统外固定支架与 VSD 合用（1）

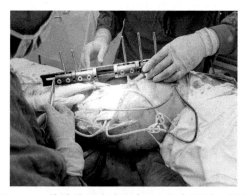

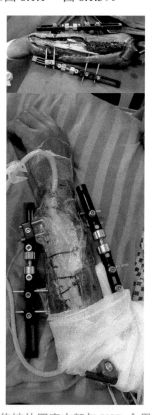

图 8.1.3　传统外固定支架与 VSD 合用时，操作　图 8.1.2　传统外固定支架与 VSD 合用（2）
困难

介固定联合 VSD 治疗开放性骨折的主要优势：介固定具有体积小的特性，所以和 VSD 联合使用，可以很好地避免传统外架联合使用 VSD 的不足。介固定系统联合 VSD 使用，密闭性更好，操作更加简便快捷，节省时间及原料，解决了一直困扰骨科医师处理开放伤应用 VSD 时的难题，图 8.1.4～图 8.1.19 通过典型病例的诊治来介绍介固定系统与 VSD 的联合使用。

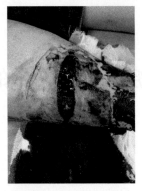

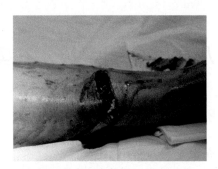

图 8.1.4　典型病例。男性，小腿中下段开放性 骨折，伴胫前肌腱断裂

图 8.1.5　常规刷洗消毒铺单，准备手术

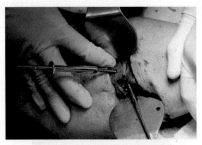

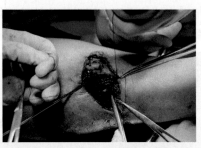

图 8.1.6　首先用拉力螺钉解剖复位骨折，并加 以固定骨折断端，必须先固定骨折

图 8.1.7　其次缝合断裂的胫前肌腱及周边软组 织。骨折固定后才能修复软组织，程序很重要， 不能颠倒

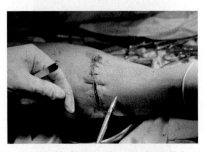

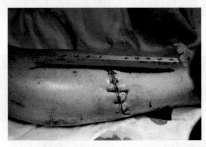

图 8.1.8　间断缝合关闭伤口。主要是保证积液 可以被负压吸出

图 8.1.9　用酒精纱布及盐水纱布反复清洁周边 的皮肤，主要是使得切口膜可以更好地黏合覆 盖在皮肤上，防止漏气，影响负压吸引效果

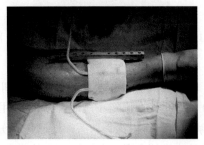

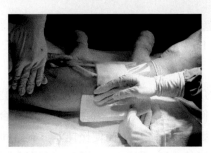

图 8.1.10　在 VSD 的四个角用角针固定。防止 VSD 的滑移脱落

图 8.1.11　将整块切口膜连同介固定外架一起包 裹覆盖粘贴，切口膜要足够大，最好是一整块， 可以减少漏气的概率

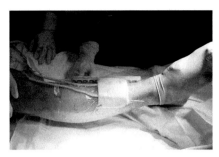

图 8.1.12 架体四周要有足够的皮肤粘贴，至少大于 5cm，可以有效防止边缘漏气

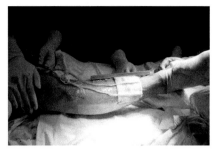

图 8.1.13 粘贴完成后给以负压，检测负压效果，看是否有漏气的地方，加以弥补。由于是整体覆盖包裹，漏气的概率很小，这是介固定外架的最大优势，简化了劳动，提高了效率

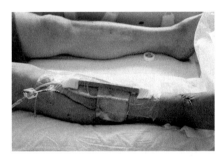

图 8.1.14 两天后可见 VSD 包裹仍然完好，没有漏气的现象发生，积液能够很好地被负压引流出来，局部无积液情况发生

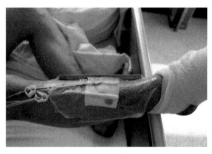

图 8.1.15 术后第三天，更换 VSD，更换 VSD 主要是根据引流及负压情况，如果引流不畅负压不足就应该及时更换 VSD

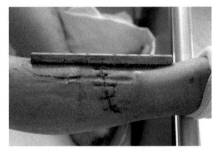

图 8.1.16 一周后拆除 VSD，见伤口愈合良好，局部无积液，红肿，负压引流效果好

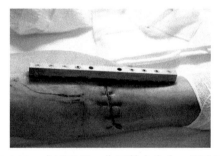

图 8.1.17 术后三周，伤口基本愈合，周边可见少量痂皮

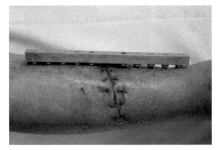

图 8.1.18 术后一个月，痂皮脱落，伤口愈合

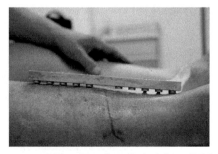

图 8.1.19 术后 6 周，伤口愈合良好，骨折尚未完全愈合，仍然需要介固定外架固定

此病例显示介固定可以和 VSD 完美结合，达到很好的临床治疗效果，具有操作简便，体积小，美观舒适的特性。

8.2　骨不连

8.2.1　骨不连概述

骨折超过预期的时间没有愈合，被称为延期愈合。不同部位的骨折愈合的时间也不相同，该时间标准通常为 3 ～ 6 个月；骨不连通常是指骨折后至少 9 个月，且经过 3 个月动态观察，未见到骨折有明显的愈合征象；骨不连的发生率为 2% ～ 7%。

造成骨不连的全身因素有高龄、慢性疾病、吸烟、酒精依赖、内分泌疾病、营养不良、放疗、血管病、用药等。局部环境因素包括血供障碍、机械稳定性、感染、骨折端接触不良和骨缺损等（图 8.2.1 ～图 8.2.3）。

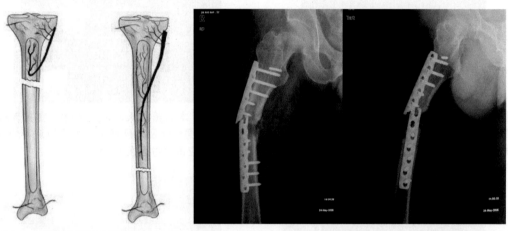

图 8.2.1　特殊部位骨骼的血供单一，如胫骨干为单一营养血管供应，骨折后远端失去血供　　图 8.2.2　股骨内侧骨缺损失去支撑，内固定存在严重的机械不稳，钢板出现疲劳断裂

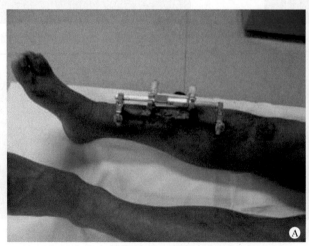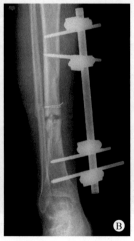

图 8.2.3　感染性骨不连　A. 外观像；B. X 线片

　　骨不连的分类：根据局部血供和解剖状态可分为富血供 - 有活性的骨不连、乏血供 - 无活性的骨不连。从对临床治疗指导上可分为增生性骨不连、营养不良性骨不连、萎缩性骨不连、感染性骨不连及假关节性骨不连（图 8.2.4 ～图 8.2.10）。

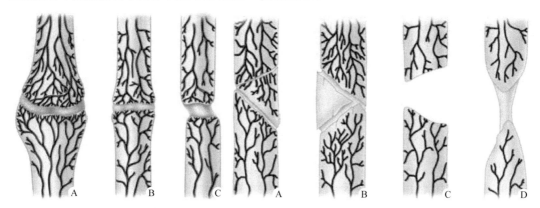

图 8.2.4　**富血供 - 有活性的骨不连**　A. 象足形骨不连；B. 马蹄形骨不连；C. 营养不良性骨不连

图 8.2.5　**乏血供 - 无活力的骨不连**　A. 楔形骨不连；B. 粉碎性骨不连；C. 缺损性骨不连；D. 萎缩性骨不连

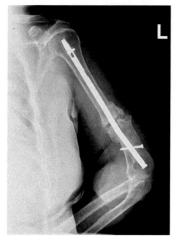
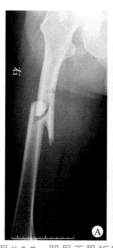
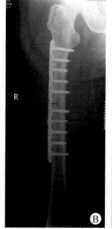
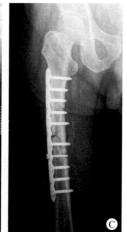

图 8.2.6　**肱骨干骨折后增生性骨不连**

图 8.2.7　**股骨干骨折后营养不良性骨不连**　A. 术前 X 线片；B. 术后 X 线片；C. 术后 7 个月复查见骨折块之间没有连接，骨折间隙较前加大，骨痂生长不明显

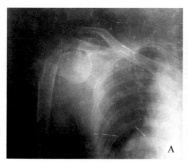
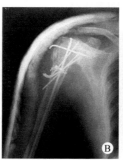
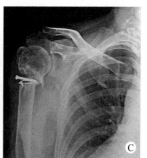

图 8.2.8　**肱骨外科颈骨折后萎缩性骨不连**　A. 术前 X 线片；B. 术后 X 线片；C. 术后 16 个月复查发生萎缩性骨不连

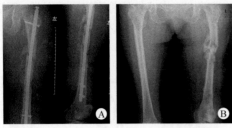

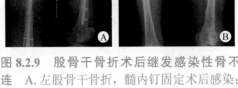

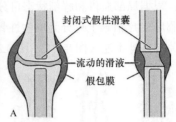

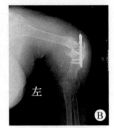

图 8.2.9　股骨干骨折术后继发感染性骨不连　A. 左股骨干骨折，髓内钉固定术后感染；B. 取出髓内钉，继发感染性骨不连

图 8.2.10　假关节性骨不连　A. 假关节性骨不连示意图。可见假性滑囊、滑液和骨髓腔闭塞；B. 左侧肱骨干骨折，进行切开复位内固定术，钢板固定失效后导致假关节性骨不连

　　骨不连的治疗方式，包括非创伤性和创伤性治疗。创伤性治疗包括骨移植（或替代性骨移植）和固定。固定主要涉及钢板、髓内钉或外固定（图 8.2.11～图 8.2.13）。

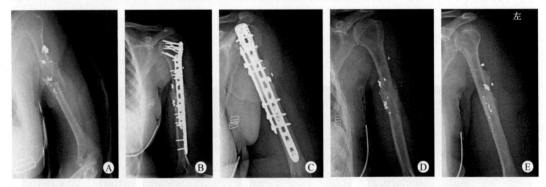

图 8.2.11　钢板固定治疗肱骨干骨不连　A. 非手术治疗后肱骨骨不连；B、C. 钢板固定和骨移植后的 X 线片证明肱骨愈合；D、E. 移植物取出后

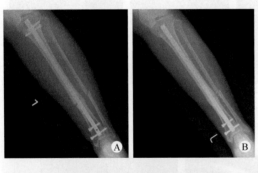

图 8.2.12　髓内钉治疗胫骨干骨不连（动力化）A. 髓内钉治疗胫骨骨不连 X 线片；B. 髓内钉动力化后胫骨愈合

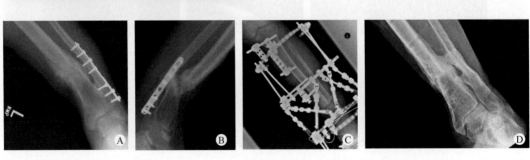

图 8.2.13　外固定治疗胫骨干骨不连　A、B. 胫骨干骨折初次固定后发生胫骨骨不连；C. 取出剩余内固定并改用环形外固定架固定；D. 骨不连愈合

8.2.2　介固定技术治疗骨不连概述

介固定技术治疗骨不连的原理：坚强的架体和加深的螺纹锁定结构保证了骨折断端的绝对稳定环境，利于骨折断端的早期愈合，随着骨折愈合期的转变，骨折愈合需要的力学环境改变，需要轴向应力的刺激，螺钉的有序取出逐步增加了轴向应力，促进骨痂的生成。螺钉取出后，骨折愈合，经过骨训练的骨皮质更加能承受外伤应力。

主要优势 1：具有更好的力学基础，为骨折愈合提供更适宜的力学环境，加速骨痂的生长，同时通过骨训练实现骨折的重塑，具有更高的强度。

主要优势 2：相较于外固定支架治疗骨不连，更体现出其结构稳定不松动、轻巧便利等特点，相对于髓内钉固定，则无需取出再手术，避免再骨折的出现。

8.2.3　介固定技术治疗骨不连典型病例

典型病例：男性，31 岁，车祸致右胫骨干开放性粉碎性骨折，图 8.2.14 ～图 8.2.37 通过该病例介绍介固定技术治疗骨不连。

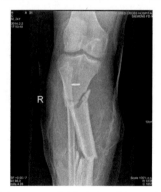
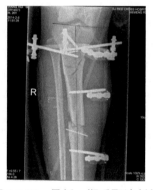
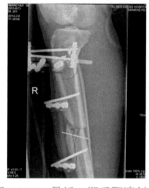

图 8.2.14　车祸致右胫骨干开放性粉碎性骨折，其中胫骨干上段多段粉碎骨折，移位明显

图 8.2.15　骨折一期采取清创外固定架固定术，术后 X 线片显示骨折对位对线尚可（1）

图 8.2.16　骨折一期采取清创外固定架固定术，术后 X 线片显示骨折对位对线尚可（2）

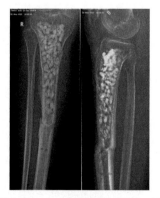
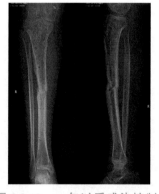
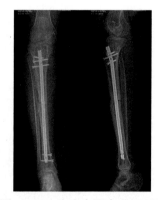

图 8.2.17　一年后再次手术，进行了人异体骨植入手术，显示骨髓腔内填充了大量异体骨，骨折移位明显，向左右及前后均有成角畸形，骨折愈合不良

图 8.2.18　一年以后感染控制，可见异体骨吸收良好，骨折端愈合不良，可见明显的骨折线并且骨折畸形成角明显

图 8.2.19　为病人再次进行了髓内钉固定手术，可见异体骨吸收良好，髓内钉固定可，对位对线好，骨折线仍清晰可见

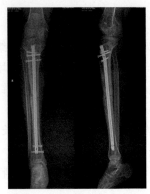

图 8.2.20 观察一年后，骨折愈合不佳，骨折线明显，骨折端有吸收迹象

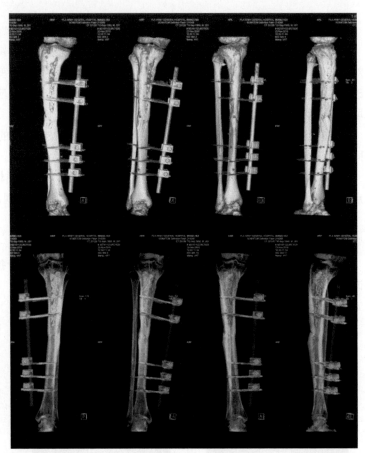

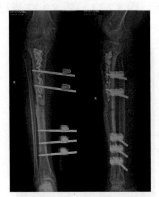

图 8.2.21 再次手术取出髓内钉，更换成外固定架，并进行人工异体骨植入术

图 8.2.22 术后 CT 及三维重建检查，显示外固定可靠，固定骨折断端对位对线良好

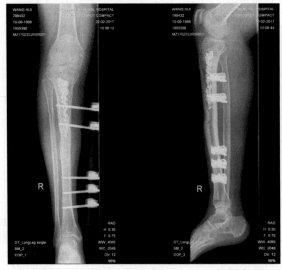

图 8.2.23 半年后骨折逐渐愈合，人工异体骨吸收，对位对线尚可，侧位仍可见模糊骨折线

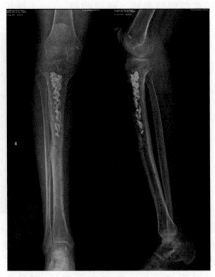

图 8.2.24 术后 10 个月拆除外固定，骨折端愈合，仍可见模糊骨折线

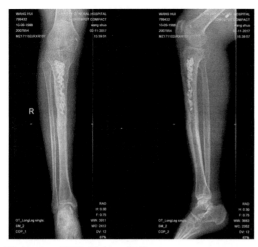

图 8.2.25 再次复查 X 线片

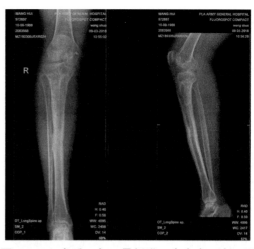

图 8.2.26 术后一年，骨折进一步愈合，人工异体骨吸收，皮质骨改建

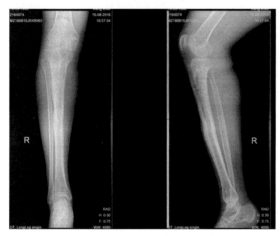

图 8.2.27 术后 2 年，骨折愈合良好

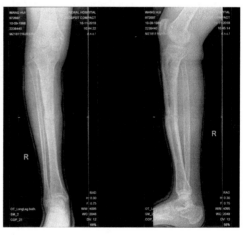

图 8.2.28 再次外伤导致再骨折，骨折移位不大，骨折线清晰

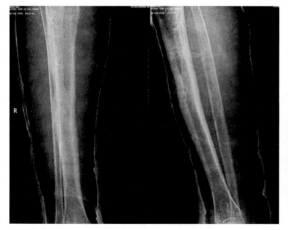

图 8.2.29 给予石膏托外固定的保守治疗

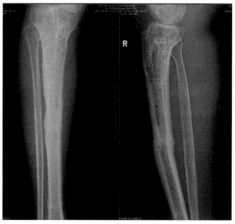

图 8.2.30 半年后骨折愈合良好，骨折线模糊

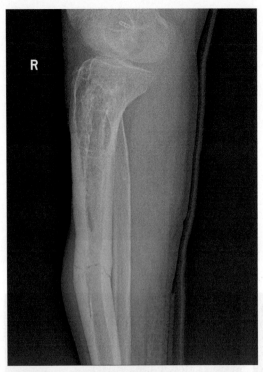

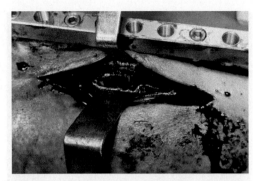

图 8.2.32　术中沿纵向切口暴露骨折端

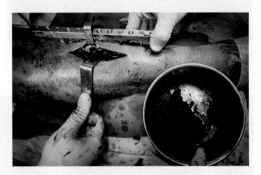

图 8.2.31　一年后出现再骨折，对位对线良好，　图 8.2.33　清理骨折断端并植入自体骨
骨折线明显清晰

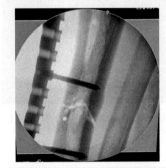

图 8.2.34　术后 X 线片显示骨折
对位对线良好

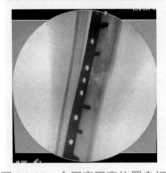

图 8.2.35　介固定固定位置良好

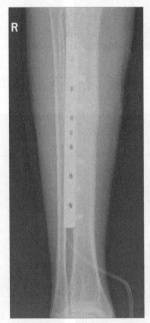

图 8.2.36　术中再次透视
骨折部位可见复位良好，
介固定固定可靠

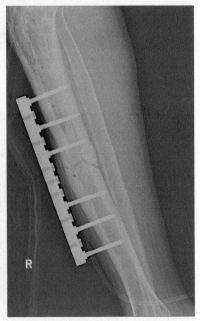

图 8.2.37　螺钉长度及间距良好